건강
공부

현대인의 튼튼백년을 위한

건강
공부

엄융의 지음

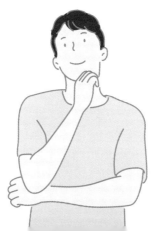

창비

학문을 할 수 있도록 격려해주신
부모님 영전에 바칩니다.

지금 필요한 건강 상식

사실 제가 건강에 자신이 있어서 이런 주제로 강연을 다니고 책을 쓰는 것은 아닙니다. 저도 이제 정년퇴직한 지 10년이 지나갑니다. 독자들 중에 연세가 많은 분들도 계시지만 저는 올해 77세인 청년이죠.

저도 건강 문제로 몇 번 고생을 했습니다. 제가 서울대학교를 졸업하고 포스트닥(박사 후 연구원)으로 영국 옥스퍼드대학교에 유학을 갔을 때의 일입니다. 알 수 없는 소화장애로 체중이 계속 줄어 1980년 초에 옥스퍼드대 부속병원에 입원하여 정밀검사를 받았는데, 장결핵으로 밝혀져 약 1개월 동안 입원 치료를 했습니다. 사실 결핵은 한국에서 이미 걸렸는데 영국에 가서 심해진 거였죠. 지금은 저의 체중이 70킬로그램 정도 나가는데 그때는 46킬로그램까지 빠졌습니다. 완전히 뼈만 남았을 정도로 줄었지요. 한 달

동안 입원 치료를 받았지만, 결핵이라는 질병의 특성상 한 달 만에 완치되는 것이 아니어서 이후로도 1년간 계속해서 치료를 받았습니다. 그때 당시 영국은 지금보다는 경제 사정이 나아서 유학생들도 병원 입원비 등이 완전히 무료였습니다(지금은 세금을 내는 사람들만 무료입니다). 그 덕분에 한 달 동안 병실에서 잘 쉬고 퇴원할 때까지 한 푼도 쓰지 않았죠.

잘 알다시피 결핵은 전염병입니다. 다른 사람들과 격리되어야 했기 때문에 1인실에 입원하여 한 달간 영국의 병원을 환자로서 경험하게 되었습니다. 낯선 병실에서 혼자 지낸 일이 지금 생각해도 꿈만 같습니다. 대부분의 시간을 영국 친구가 가져다주는 책을 읽으며 보냈지요. 영국은 간호사와 실습 나온 간호학교 학생들이 모든 간호를 맡아 하고 가족은 문병이나 하는 정도였으며 간병인이란 직업은 아예 없었습니다. 검사나 기타 모든 시중은 간호사들이 다 도맡아 해주어서 어려운 것 없이 한 달을 보냈습니다. 정말 나이팅게일의 후예다웠습니다. 주로 보호자나 간병인이 환자의 수발을 드는 우리나라의 상황과 매우 다르지요. 우리 식의 간호와는 완전히 다르다는 것을 경험했습니다.

그 후 그런대로 회복이 잘 되어서 건강하게 살다가 2015년에 또 서울대학교병원에서 전립선암 수술을 받게 되었습니다. 서울대 후배들이 잘해준다고 한 게 합병증이 생겨 복막염이 되었습니다. 그래서 배를 완전히 가르고 큰 수술을 하는 바람에 거기서 또 한

달을 입원했습니다. 결국 저는 일생에 두 번 입원하여 한 달씩 머물렀던 아픈 추억을 가지고 있는 셈입니다. 그렇게 보면 제가 건강에 그 누구보다 자신이 있어서 이런 주제로 목소리를 내는 게 아닌 것은 분명하지요.

대학에서 정년퇴직하고 책을 쓰다 보니 사람들이 건강에 무척 관심은 많은데 구체적으로 무엇이 중요한지 잘 모르고 있다는 생각이 들었습니다. 그래서 이런 강연이 있을 때마다 건강 전도사처럼 이야기를 하고 다닙니다.

저희 부모님은 제가 고통받는 환자, 특히 경제적으로 어려운 환자를 돌보는 의사가 되기를 희망하셨습니다. 아버지가 1930년대 일본에서 고학苦學하다 폐결핵에 걸렸습니다. 그때는 결핵 치료약이 없었고 오직 공기요법(호흡기 환자, 특히 폐결핵 환자에게 쓰는 치료법 중 하나로 일정한 시간에 신선한 공기를 접하게 함으로써 병을 치료합니다)만 있었는데, 고학생이라고 오카야마현의 한 개인병원에서 오랫동안 무료로 치료를 받았다고 합니다. 어느 날은 대홍수가 나서 의사와 간호사 등이 모두 피난을 갔는데, 환자는 이동할 수가 없어 병원 2층에 남아 있었다고 합니다. 홍수가 지나가자 의료진이 모두 돌아왔고 이후 계속 치료를 받을 수 있었다고 합니다. 그 당시 만났던 의사 이야기를 늘 해주시던 아버지는 어려운 처지에 놓인 환자를 외면하지 않는 의사, 환자를 끝까지 포기하지 않는 의사가 되었으면 좋겠다는 말씀을 하시곤 했습니다.

그러나 저는 그런 의사가 되는 것도 중요하지만 의학의 발전을 위한 연구 역시 중요하다고 생각했습니다. 연구에 몰두하고자 기초의학을 전공으로 택하고 부모님께 이해를 구했습니다. 처음에는 반대하셨지만 곧 제 뜻을 이해하고 격려해주셨습니다.

그 후 40년간 기초의학자로서 후회 없이 지냈습니다. 그런대로 연구 업적도 남겼고 훌륭한 제자들을 길러내기도 했습니다. 그러나 돌이켜보니 제가 일반 대중을 위해 어떤 연구 결과를 남겼는가 하는 생각이 들었고, 이제라도 사람들의 건강을 위해 무엇인가 해보고 싶은 마음에서 강연을 다니고 이 책도 쓰게 되었습니다. 또 과학은 객관적이고 인문과학은 사변적이라고 매도하는 사람, 특히 의학 지식이나 과학 법칙은 변하지 않는다고 생각하는 사람들의 오류를 고쳐주고 과학과 인문학을 융합해 소개하고 싶은 마음도 있었습니다.

저는 환자를 직접 상대하는 임상의는 아닙니다. 평생 질병을 일으키는 근본 원인을 찾기 위해 기초의학을 연구해온 의학자입니다. 생명의 이치를 연구하는 생리학을 전공했고 그중에서도 심장혈관생리학을 공부하고 연구하며 학생을 지도해왔습니다. 이런 연구 경험을 살려 사람들에게 무엇인가 도움을 주고 싶다는 생각이 들어 고민한 끝에 이 책을 썼습니다. 병을 어떻게 치료하는가보다는 어떻게 생활하면 병에 덜 걸릴까를 주제로 말입니다.

우리의 건강을 가로막는 것들이 참 많습니다. 국가의 제도나 정책 문제일 수도 있고, 개인으로서는 손쓰기 어려운 환경문제일 수도 있습니다. 때때로 우리 건강을 해치는 건 우리 자신이기도 하죠. 나쁜 생활습관, 잘못된 마음가짐 등이 문제가 될 때 말입니다.

우리는 이분법과 정답 찾기에 익숙해져 있습니다. 몸 아니면 마음, 선 아니면 악, 건강 아니면 질병인 것처럼 말이에요. 그러나 인생에 어디 정답이 있나요? 건강과 질병은 배타적인 관계가 아닙니다. 분명한 경계가 없지요. 우리는 아직 병이 없는 상태, 즉 '미병未病' 상태에 있을 뿐입니다. 그러니 미병 상태에서 진정한 건강 상태로 나아가기 위해 우리가 할 수 있는 노력을 해야 합니다.

우선 건강, 질병, 미병이란 무엇인지 알아보고 이런 건강과 관련된 우리 의료체계를 돌아봅시다. 오랜 시간 학생들을 만나고 연구하며 제가 생각한 문제점에 대해 조금 쓴소리를 하게 될지도 모르겠습니다.

또 건강하게 먹고 살기 위한 방법을 찾아봅시다. 간단히 말하자면 좋은 것을 먹고 나쁜 것은 거르되 적당한 양을 올바른 방법으로 먹어야 합니다. 먹는 것은 상당히 개인적인 문제입니다. 여러분 스스로 좋은 것을 골라 먹을 수 있고 나쁜 것을 거를 수 있기에 이런 이야기를 할 때는 저도 부담이 적은 편입니다.

또 다른 주제인 화학물질과 미세먼지 같은 문제는 개인적인 수준에서 해결하기 어려운 것입니다. 그래서 이야기가 조금 우울하게 들릴 수 있겠습니다. 이 문제를 해결하기 위해서는 전 국민이 애를 써야 하지만 무엇보다 정부가 가장 중요한 역할을 해야 합니다. 정부가 제대로 정책을 세우고 대응하면 개선될 수 있고, 그렇지 못하면 상황이 더욱 악화될 수밖에 없습니다. 따라서 국민들이 정부에 계속 개선 요구를 해야 한다고 생각합니다.

마지막으로 건강을 위협하는 나쁜 생활습관들에 대해 소개합니다. 수면 패턴, 자세, 운동, 개인위생 관리 등 현대인들을 위협하는 사소하지만 중요한 생활습관을 되짚어보고 건강을 지키기 위해 어떤 노력을 할 수 있을지 생각해보면 좋겠습니다. 이 책이 여러분의 삶에서 꼭 필요한 건강 상식을 배우고, 적극적인 건강권을 위해 음식, 환경, 생활습관 등을 돌아보는 계기가 되어주기를 바랍니다.

이 책을 쓰는 데 많은 분들이 도움을 주셨습니다. 먼저 참을성 있게 책이 완성되도록 격려해준 우리 가족 모두에게 감사드립니다. 서울대학교 의과대학 생리학교실, 특히 김성준 교수, 장은화 교수, 그리고 박정화 선생, 우주한 선생, 김혜진 선생 등이 자료 수집과 교정 등 많은 도움을 주셨습니다. 아울러 많은 격려를 해주신 옥스퍼드대 데니스 노블 교수, 중앙대 방효원 교수, 원광대 이호섭 교수, 강원대 심은보 교수, 울산대 임채헌 교수, 인제대 한진 교수, 김나리 교수, 염재범 교수, 그리고 한국한의학연구원의 이시우 박사께 감사드립니다. 이 책을 출판하는 데 처음 기초를 잡아주신 창비의 최란경 전 에디터님, 이를 이어받아 책의 완성까지 애를 써주신 곽주현 에디터님, 그리고 윤동희, 황혜숙 본부장님께 감사를 드립니다. 마지막으로 늘 격려의 말씀을 아끼지 않으신 이학준 피디님께도 감사의 뜻을 표합니다.

2020년 3월

엄융의

1장

건강이란
무엇인가

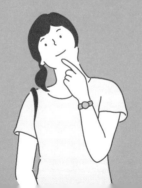

모두
건강하십니까?

건강이라는 게 말은 참 쉽습니다. 사람들에게 "건강이 뭡니까?" 하고 물어보면 "병에 걸리지 않는 게 건강한 것입니다"라고 이야기하죠. 그런데 이 말은 일부분만 맞습니다. 세계보건기구(이하 WHO)에서 내린 건강의 정의를 보면 '질병이나 고통이 없을 뿐 아니라 신체적·정신적·사회적으로 완전하게 양호한 상태'(Health is a state of complete physical, mental and social well-being and not merely the absence of disease or infirmity)라고 이야기합니다. 결국 신체적·정신적·사회적 '웰빙'이라는 세 가지 조건을 다 갖추지 못하면 완벽한 건강이라고 볼 수 없다는 것이죠.

우선 가장 분명한 신체적 건강에 대해서 이야기해보죠. 우리 사회는 이제까지 건강을 아주 소극적으로 해석하여, 몸이 아파서 병원에서 치료를 받으면 병이 있는 것이고 그렇지 않으면 건강하다는 인식을 가지고 있었습니다. 그렇다면 질병에 걸린 상태와 그렇지 않은 상태의 경계가 분명히 있을까요? 그런 건 아닙니다. 스스로 판단하기에 완벽히 건강하고, 각종 검사를 해봐도 아무 이상이 없는 완전한 건강 상태에 있는 사람은 통계적으로 15퍼센트밖에 되지 않습니다. 인구의 35퍼센트 정도는 실제로 질병이 있거나 어딘가가 좀 불편합니다. 특정 질환 때문에 약을 먹거나 병원을 다니는 사람들이 35퍼센트쯤 되는 거죠. 나머지 50퍼센트는 뚜렷한 질병은 없지만 개인이 느끼기에 어디가 편치 않은 상태에 있는 사람들입니다. 이를테면 아침에 일어났을 때 몸이 날아갈 듯이 가볍거나 매시간 생기가 넘치지는 않는 거죠. 그래서 우리는 이런 상태를 '병은 아니지만 건강하지도 않다'는 의미로 아닐 미未 자를 써서 '미병'이라고 이야기합니다.

미병 상태에 있는 사람들이 가장 많이 호소하는 주관적인 증상은 '피곤'입니다. 검사를 해봐도 특별한 이상이나 병이 없는데 본인은 피곤하다고 느끼는 거예요. 이외에도 어딘가 아프다, 잠을 잘 못 잔다, 소화가 잘 안 된다, 우울하다, 분노를 느낀다, 불안하다 등등 여러 가지 증상이 있습니다.

어떻게 하면 미병 상태에 있는 사람들을 건강한 상태로 되돌릴 것인가, 저는 정부의 건강 정책이 여기에 초점을 맞춰야 한다고 생각합니다. 그런데 지금 우리나라의 공중보건정책은 어떻게 되어 있습니까? 현재는 35퍼센트의 아픈 사람을 치료하는 데만 급급합니다. 어떻게 하면 각 질병에 대한 국민건강보험 수가를 떨어뜨릴 수 있을지에만 온 정신을 쏟고 있어요. 국민들의 실제적 건강, 그러니까 신체적·정신적·사회적 웰빙을 어떻게 조화롭게 이룰 것인가에 대해서는 전혀 신경을 쓰고 있지 않아요.

병은
왜 생길까?

우리는 왜 병에 걸릴까요? 멀쩡히 건강하게 살다가 왜 어느 날 갑자기 병에 걸려 고통받을까요? 이제까지 많은 사람들은 어떤 특정한 원인, 즉 세균이라든가 노화라든가 외부 자극 같은 게 있어서 병에 걸린다고 생각했어요. 그것도 사실입니다. 틀린 말은 아니죠. 그런데 이런 요소만 가지고서는 모든 질병을 설명할 수 없습니다.

질병의 또 다른 원인으로 유전적인 문제도 들 수 있습니다. 선천적으로 발병하는 질병도 있죠. 하지만 이보다는 생활습관에 의한 질병 문제가 심각합니다. 가장 대표적인 예가 흡연으로 인한 질병입니다.

최근 점점 중요해지고 있는 환경적인 요인도 질병의 원인입니다. 여러분이 숨 쉬고 있는 공기, 마시는 물, 매일 먹는 음식, 교육

환경, 가정환경, 국가적인 문제 등등 여러 환경 때문에 병이 생길 수 있습니다. IT 기술의 발달로 새로운 문제가 생기기도 했습니다. 대표적인 게 가상과 현실의 혼동이나 게임중독이죠. 최근 WHO가 게임중독을 질병으로 분류하며 논란이 일어나기도 했습니다. 이런 문제들은 사회적 건강과 밀접한 관계가 있습니다. 나 혼자 잘한다고 건강해질 수 있는 게 아니라 우리가 속한 가정과 집단, 사회 전체가 어떤 상태인지에 따라 건강할 수도 있고 그렇지 않을 수도 있습니다.

병에 걸리거나 걸리지 않는 것을 좌우하는 가장 주요한 변수는 개체의 저항력입니다. 저항력이 강하면, 즉 면역기능이 활발하면 병에 잘 안 걸린다는 말이죠. 겨울철 환절기에 독감이 유행합니다. 그런데 독감이 유행한다고 해서 모든 사람들이 다 독감에 걸리나요? 그렇지는 않죠. 독감에 걸리지 않는 사람들도 있습니다. 흔히 바이러스에 노출되면 감기에 걸린다고 생각하지만 바이러스에 노출되더라도 면역력이 강한 사람은 감기에 걸리지 않는 겁니다.

대부분의 사람들이 감기를 가벼운 질병으로 취급하여 종종 무시하고 지나치기도 하는데, 감기를 굉장히 경계해야 합니다. 면역력이 약한 사람들, 특히 노인들에게는 감기가 만병의 시초이기 때문입니다.

마지막으로 현대 의학으로도 설명할 수 없는 인자가 있는데 그게 바로 운입니다. 운이 좋으면 저항력이 아주 뛰어나지 않더라도 질병을 피해갈 수 있죠. 이런 이유 때문에 우리는 아직도 병에 걸리는 원인을 의학적으로 완벽하게 규명했다고는 볼 수 없습니다.

병이 없다고
건강한 것은 아니다

앞서 건강의 개념을 설명하며 신체적·정신적인 건강이 있다는 말씀을 드렸는데, 사실 신체적 건강과 정신적 건강은 따로 떨어져 있는 개념이 아닙니다. 실제로 몸이 아프면 마음도 고달파지고, 반대로 마음에 상처를 입으면 그것이 육체의 병으로 나타나기도 합니다. 일례로 스위스의 어떤 의사는 전 세계 신문에 이렇게 광고를 냈습니다. "나는 암을 치료할 수 있다." 실제로 그 사람이 치료한 것은 마음이었습니다. 마음의 상처 때문에 암이 생긴다고 생각해서 환자들의 마음의 병을 치료해준 거죠. 물론 그 사람이 암을 다 고칠 수 있었던 건 아니지만 몸과 마음이 연결되어 있다는 생각을 보여주는 사례가 됩니다.

지금까지 우리는 건강한 삶을 위해서 개인이 어떻게 잘 먹고 잘 살아야 하는지에 대해서만 이야기해왔습니다. 음식도 잘 먹어야 하고, 운동도 꾸준히 해야 하고, 생활습관도 개선해야 하고, 스트레스 관리도 잘 해야 하죠. 게다가 개인이 해결하기 쉽지는 않지만 병을 일으키는 중요한 인자로 떠오르고 있는 환경문제에도 대처해야 합니다.

그래서인지 요즘 우리나라 텔레비전, 특히 케이블 채널들을 보면 각종 음식이나 건강 요법에 대한 정보가 넘쳐납니다. 어떤 프로그램에선 의사들이 나와서 허리가 아플 때 어떤 수술을 하는지 구체적인 수술 방법까지 소개를 해요. 저는 이걸 보고 굉장히 이상하다고 생각했어요. 아니, 왜 텔레비전 방송에서 의사가 척추 수술에 대해 강의해야 하죠? 우리나라처럼 건강 프로그램이 많은 나라가 없습니다. 무슨 음식을 먹으면 어디에 좋다더라 하는 그런 정보가 너무 많아요. 여러분은 그 정보를 전부 믿을 수 있나요? 믿고 안 믿고는 차치하더라도 그걸 다 따라 할 수나 있을까요? 만에 하나 그 정보들이 모두 믿을 만하고, 그것들을 다 따라 한다면 아무도 병에 걸리지 않을까요? 그렇지 않다는 거죠.

자, 신체적 건강 말고 다른 지표도 봅시다. 현대인은 신체적 질병은 물론, 정신적 질병으로도 많은 고통을 받습니다. 특히 우울증 같은 정신질환으로 항우울제나 수면제를 복용하는 사람들도 많아졌습니다. 정신적 건강은 신체적 건강 못지않게 중요한데 정신건강의학과를 찾아가는 것 자체를 꺼려하는 것이 우리 현실입니다. 우리나라에서는 정신질환을 개인의 질환으로 치부하려는 경향이 있습니다. 이런 질환은 개인의 질병이기도 하지만 가족이나 사회와의 연관성 역시 무시할 수 없습니다. 환자가 입원하여 치료를 받으면 증상이 호전되다가 원래 속해 있던 가정이나 사회로 돌아가면 다시 악화되는 경우를 많이 봅니다. 개인의 문제로 보기보다는 사회적 질병으로 보는 것이 타당하겠지요. 환경적인 요인이 바뀌어야 근본적인 치료가 가능한데, 사실 극단적으로 환경을 바꾸기는 매우 어려운 것이 문제입니다.

스트레스,
그것이 알고 싶다

건강의 가장 큰 적은 스트레스라고들 하죠. 스트레스란 과연 무엇일까요? 제가 학생이던 시절에는 스트레스를 아주 좁은 의미로 해석했습니다. 적응하기 어려운 환경에 처할 때 느끼는 심리적·신체적 긴장 상태를 스트레스라고 했지요. 예를 들어 강의실에 가만히 앉아 있는데 당장 시험을 치르겠다고 말하는 경우나, 쥐 한 마리를 잡아서 통로에 매달아놓고 지나가는 사람마다 한 번씩 만지게 하는 경우처럼 직접적이고 가시적인 자극으로 인한 급격한 긴장을 스트레스라고 표현했습니다. 그에 비해 요즘은 퇴근 안 하는 상사, 늘어나는 뱃살, 끝없이 오르는 물가 등 주변의 다양한 것들이 스트레스를 유발하고 있죠.

본래 '스트레스'stress는 '팽팽하게 죄다'라는 뜻을 가진 라틴어 '스트링어'stringer에서 유래된 물리학 용어입니다. 어떤 물체에 외부적 힘을 가하면 변화가 생기는데 그에 대항하여 본래의 상태를 유지하기 위해 발생하는 힘을 스트레스라고 했죠.

이것을 의학 용어로 사용하기 시작한 것은 캐나다 몬트리올대의

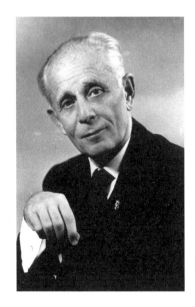

내분비학자 한스 셀리에Hans Hugo Bruno Selye 박사입니다. 그는 1936년에 스트레스를 "정신적·육체적 균형과 안정을 깨뜨리려고 하는 자극에 대해 자신의 안정 상태를 유지하기 위해서 변화에 저항하는 반응"으로 정의하고, 살아 있는 쥐를 대상으로 실험한 결과 "스트레스가 질병을 일으키는 중요한 인자"라고 발표했습니다.[1]

셀리에 박사는 스트레스를 크게 두 가지로 분류했습니다. 당장은 부담스럽더라도 적절히 대응하면 향후 자신의 삶에 긍정적으로 작용하는 '유스트레스'eustress와, 대처나 적응에도 불구하고 지속되어 불안이나 우울 등의 부정적인 증상을 일으키는 '디스트레스'distress가 그것입니다.

여기서 중요하게 볼 것은 유스트레스 개념입니다. 현대인은 대부분 스트레스를 나쁜 것, 부정적인 것으로만 생각하지만 스트레스가 우리에게 긍정적인 영향을 미치기도 한다는 것이죠. 스트레스로 인한 적당한 긴장감은 삶에 활력을 불어넣고, 일에 있어서 생산성과 창의력을 높여줍니다.

스트레스의 종류뿐 아니라 양도 중요합니다. 스트레스는 너무 많아도 너무 적어도 문제예요. 우선 과도한 스트레스를 받으면 부정맥이나 심근경색, 뇌졸중으로 인해 급사할 가능성이 있습니다. 드라마에서 주인공에게 충격적인 말을 들은 회장님이 갑자기 뒷목 잡고 쓰러지는 장면 많이 보셨죠?

반대로 스트레스가 너무 적으면 면역력이 떨어집니다. 예를 들어 인위적으로 균이 없는 환경에서 기른 실험용 동물들의 경우 외부에서 아무런 스트레스를 받지 않아 면역기능이 거의 발달되지 않습니다. 그래서 균이 있는 곳에 노출되면 세균 감염에 의해 바로 사망하게 되죠. 마찬가지로 위생 상태가 너무 좋은 환경에서 자란 아이들은 면역력이 약할 수 있습니다. 스트레스가 너무 적어서 오히려 세균 감염에 취약해져 병에 잘 걸릴 수 있다는 말이지요. 따라서 적당한 수준의 스트레스는 생활의 윤활유로 여기는 것이 좋습니다.

물론 현대인이 느끼는 스트레스 가운데 대부분이 대처하기도 적응하기도 어려운 디스트레스입니다. 스트레스가 쌓이고 쌓여 만성스트레스가 되면 이것이 신체에 나쁜 영향을 미칩니다. 만성스트레스가 문제가 되는 이유는 신체의 항상성 때문입니다. 우리 몸은 적당한 혈압과 혈당, 체온 등을 유지하고자 하는 항상성을 지니는데, 스트레스를 받으면 이 항상성이 깨지게 됩니다. 일시적인 스트레스의 경우 스트레스를 유발하는 요인이 사라지면 몸이 금방 회복되지만, 만성적인 스트레스는 신체의 항상성을 계속해서 깨뜨리기 때문에 그 영향이 무척 큽니다.

스트레스는
어떻게 작동하는가

스트레스란 신체 내·외부 환경의 변화에 대한 신체의 반응을 총칭합니다. 신체의 반응은 다양하지만 대표적으로 자율신경계와 시상하부-뇌하수체-부신 축 hypothalamic-pituitary-adrenal axis(이하 HPA 축) 반응이 주된 반응입니다.

자율신경계는 교감신경과 부교감신경으로 구성되어 있습니다. 교감신경이 주로 스트레스반응을 일으키고 부교감신경은 신체 반응을 원상으로 회복하는 기능을 합니다. HPA 축 반응은 주로 스트레스호르몬이라 불리는 코르티솔의 작용을 통해 이루어지죠.

일반적으로 스트레스가 생기면 우리 뇌의 여러 부분과 자율신경계는 혈액 내로 스트레스호르몬을 분비하여 신체가 반응할 수 있도록 준비하게 합니다. 이를 스트레스반응이라고 하는데, 그 일

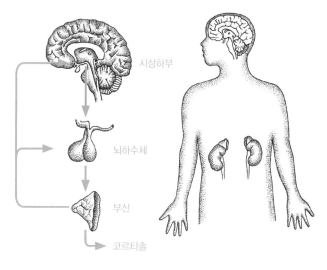

시상하부

뇌하수체

부신

코르티솔

HPA 축 반응 ©김윤경

차적 반응은 교감신경이 활성화되고 부교감신경의 기능이 저하되는 것입니다. 교감신경은 지금 당장의 생존을, 부교감신경은 미래의 계획을 목표로 기능하기 때문에 급작스러운 외부 자극에 대응하기 위해서는 교감신경을 촉진하고 부교감신경을 억제해야 합니다.

교감신경이 활성화되면 어떤 일이 벌어질까요? 우선 동공이 확장되고 심장박동이 빨라집니다. 피부와 소화관의 세동맥이 수축해서 혈압이 높아지고, 이를 통해 피부나 위장관의 혈액이 뇌, 심장, 근육으로 집중하게 되지요. 또 몸에 저장된 에너지를 최대한 사용해서 이런 기능이 제대로 일어나도록 합니다. 따라서 수면이나 소화 등의 기능은 억제되지요. 반면에 부교감신경의 기능이 촉진된다는 것은 무슨 뜻일까요? 평화와 휴식, 내일을 준비하는 기능이 주를 이루게 됩니다. 소화기능이 촉진되고 심장이나 호흡기능은 안정적인 상태로 유지되며 수면이 촉진됩니다. 소화, 흡수된 영양분을 당장 쓰기보다는 나중을 위해 저장하게 됩니다.

교감신경반응은 외부 자극에 맞서 내 몸의 에너지를 가장 효율적으로 사용하기 위해 꼭 필요한 과정입니다. 예를 들어 야생에서 호랑이나 사자와 같은 맹수와 마주쳤다고 칩시다. 그러면 뇌를 돌려서 도망갈지 맞설지 최대한 빨리 판단을 내려야겠지요. 그런 다음 결론이 나면 근육의 에너지를 최대한도로 사용해서 달리거나 맹수를 공격해야 할 것입니다.

이처럼 스트레스반응 자체는 생존을 위한 필수적인 기능입니다. 문제가 되는 것은 스트레스 상황이 만성적으로 반복되거나 스트레스를 제대로 극복하지 못해 자율신경계가 교란되는 경우입니다. 이런 경우에는 두통, 불면증, 불안장애, 스트레스성 고혈압, 과민대장증후군, 부정맥, 천식, 만성통증 등 질병이 새로 생기거나 기존에 있던 증상이 악화될 수 있습니다. 지속적인 스트레스는 면역기능을 약화해 감염에 대한 저항력을 떨어뜨리기도 하고요.

스트레스호르몬
전격 분석

　　　　　스트레스반응을 일으키는 대표적인 스트레스호르몬으로 코르티솔이 있습니다. 코르티솔은 부신피질에서 분비되는 스테로이드 계열의 호르몬입니다. 스테로이드호르몬은 화학적으로 스테로이드 링의 구조를 가진 호르몬 전체를 통칭하는 것으로, 여기에는 코르티솔뿐 아니라 성호르몬인 테스토스테론, 에스트로겐, 프로게스테론 등도 속합니다. 이 스테로이드호르몬의 원료가 바로 콜레스테롤입니다. 사람들은 콜레스테롤이 우리 몸에 나쁜 물질이라고 오해를 많이 하는데, 사실 콜레스테롤은 호르몬의 원료이고 세포막을 형성하는 재료입니다. 우리 몸에 필수적인 영양소라고 할 수 있죠.

　코르티솔을 포함한 스테로이드호르몬은 우리 몸에 다양하게 작용합니다. 대표적인 작용으로 혈압 상승, 혈당 증가, 체중 증가, 수면장애 유발, 그리고 면역기능 억제가 있죠. 의사들은 대부분 면역기능을 억제하는 데 스테로이드호르몬을 사용합니다. 그 예로 피부에 두드러기가 날 때 처방받는 약품 중에 스테로이드호르몬이 함유된 연고가 많은데요. 그걸 바름으로써 면역기능이 억제되어 가려움증이 사라지기 때문입니다.

　스테로이드 성분이 들어 있는 약물을 먹어도 마찬가지입니다. 빼빼 마른 사람도 체중이 증가해서 얼굴이 둥그스름해지고, 혈압과 혈당이 높아집니다. 이는 스테로이드호르몬의 생리작용 때문이죠. 그렇기 때문에 고혈압 환자에게는 스테로이드 약물이 굉장히 위험할 수 있습니다. 게다가 면역기능이 억제되어 감염 위험도 아주 높아집니다.

이처럼 스테로이드호르몬은 순기능과 역기능을 모두 가지고 있기 때문에 필요할 때는 나오고 필요하지 않을 때는 나오지 않아야 하는데, 만성적인 스트레스에 시달리면 코르티솔이 계속 분비되는 거죠. 마치 전쟁이 터지거나 난민이 된 것과 같은 비상 상태가 계속되는 겁니다. 말하자면 우리 몸이 매일 계엄령 아래 놓여 있는 거죠. 이런 상태가 지속되면 자율신경계의 균형이 깨져서 심장병, 뇌졸중, 치매 같은 질병을 일으킬 수 있습니다. 우울증이 악화되고 폐경 증세가 심하게 나타나기도 하며, 남성의 경우 리비도가 감소하거나 발기부전 같은 성과 관계된 증상이 나타나기도 합니다.

스트레스질환은
왜 치료하기 힘든가

스트레스와 질병의 관계에 대해 조금 더 깊이 들여다봅시다. 스트레스가 특정 질환을 일으키는 메커니즘은 그리 간단하지 않습니다. 감기 바이러스에 노출된다고 모두 감기에 걸리는 것이 아니듯 병은 복합적인 원인으로 발생하기 때문입니다.

게다가 스트레스로 인한 질환은 정확한 원인을 따지기가 어렵습니다. 일상에서 받는 여러 자극 가운데 어떤 것이 여러분에게 스트레스였는지 명확하게 구분할 수 있나요? 동일한 자극이라도 받아들이는 마음가짐에 따라 스트레스일 때도 있고 아닐 때도 있습니다. 예를 들어 비오는 날 물이 고인 길가를 걷다가 빠르게 지나가는 차량 때문에 물벼락을 맞아 옷을 버렸다고 합시다. 이건 분명 스트레스겠지요? 하지만 사랑하는 아이와 물총 싸움을 하다가 불시의 공격을 당했다면 어떨까요? 이것도 같은 스트레스라고 볼 수 있을까요?

또 만에 하나 무엇이 스트레스가 되는지 알았다 하더라도 그 원인을 제거하는 일은 거의 불가능에 가깝습니다. 감염성질환은 항생제를 투여해 균을 죽임으로써 치료가 어느 정도 가능하고, 생활습관병도 질병의 원인이 되는 생활습관을 개선함으로써 치료할 수 있습니다. 하지만 스트레스성질환은 근본적인 해결책이 거의 없죠. 우리가 만성적인 스트레스의 원인으로 꼽는 상황들을 떠올려볼까요? 숨통을 죄어오는 신용카드 이용대금 청구서, 학교와 직장에서의 끝없는 경쟁, 내 맘 같지 않은 가족 등 이루 다 헤아릴 수 없죠. 어쩌면 현대인에게는 산다는 것 자체가 스트레스이기 때문에 당장 오늘부터 스트레스 없이 건강하게 살고자 해도 뾰족한 방법이 없습니다. 스트레스성질환이 특히 더 문제가 되는 것은 바로 이 때문입니다.

지위가 높아질수록 스트레스를
적게 받는다?

스트레스와 관련하여 살펴볼 흥미로운 연구 결과 중 하나는 스트레스와 지위의 상관관계에 대한 것입니다. 일반적으로 사회적 지위가 올라가면 스트레스가 커진다고 여기는데, 최근 미국에서 조사한 바에 의하면 꼭 그렇지는 않다고 합니다. 다른 조건이 같다면 스트레스는 권한의 크기가 커지면 오히려 줄어든다고 합니다. 아마도 권한이 클수록 자유도가 높아지니까 그렇겠지요. 좀 더 많은 연구가 있어야 확실해질 것 같습니다.[2]

이와 관련하여 스트레스와 직업별 수명의 관계도 계속 연구되었죠. 예전에는 매일같이 적당한 정도의 걷기 운동을 꾸준히 하는 우편배달부가 가장 장수하는 직업으로 언급되었는데, 지금은 그 양상이 다르다고 합니다. 원광대 보건복지학부 김종인 교수팀은 1963년부터 2010년까지 국내의 11개 직업군별 평균수명을 조사해 비교, 분석했는데, 연구팀이 마지막 10년간의 데이터를 분석한 결과에 따르면 종교인과 정치인이 특히 오래 산다고 합니다. 이들이 가지는 권위의 크기를 생각하면 이해할 만한 결과라고 생각됩니다. 게다가 종교인은 신체적으로 규칙적인 활동을 하기도 하고, 정신적인 수양도 게을리하지 않죠. 따라서 일반인들에 비해 스트레스가 덜한 환경에 살고, 스트레스에 대한 감수성도 적기 때문에 이런 결과가 나온 듯싶습니다.

반면 수명이 짧은 직업으로는 체육인과 연예인을 들 수 있습니다. 직업체육인들의 경우, 젊었을 때 강도 높은 운동을 지속적으로 하다가 은퇴한 뒤 운동을 그만두면서 살이 찌고 심장병에 걸리는 경우가 많습니다. 이것은 운동량이 급격하게 달라졌기 때문에 일어나는 현상입니다. 한편 연예인들의 수명이 짧은 데는 여러 이유가 있겠지만, 지나치게 가벼운 체중을 유지해야 하기 때문에 그런 게 아닌가 싶습니다. 물론 예술적인 기질 때문에 감수성이 예민하기도 하고, 대중의 관심에 일희일비하는 직업인 만큼 스트레스도 많겠고요.[3]

스트레스
다스리기

현대에 살면서 스트레스를 피하기란 쉽지 않습니다. 무한경쟁시대를 살다 보니 생존 자체가 스트레스가 되어버렸죠. 그렇기 때문에 스트레스를 받아들이는 마음가짐을 바꾸는 것 외에는 달리 방법이 없습니다. 다만 음식을 잘 조절하고 적당한 운동을 하며 잠을 잘 자면 스트레스를 줄이거나 다스리는 데 도움이 됩니다. 물론 말이 쉽지 굉장히 어려운 일이죠.

만성적인 스트레스를 제대로 다스리지 않으면 정신적·신체적으로 여러 문제가 발생하기 마련입니다. 불안이나 우울을 느끼거나 자신감을 잃고 끝없는 걱정에 시달릴 수도 있습니다. 스트레스의 영향으로 두통이나 수면장애 같은 질병에 걸릴 수도 있고, 급작스럽게 폭식을 하거나 흡연량이 늘어날 수 있죠. 좀 더 심각하게는 관상동맥성 심장질환에 의해 사망할 확률이 증가하거나 고지혈증 발병 가능성이 높아질 수도 있습니다. 물론 이 모든 것들이 건강에 매우 해롭다는 건 굳이 따로 설명하지 않아도 다들 알겠지요.

스트레스의 원인은 너무도 다양합니다. 신체적 질병 때문일 수도 있지만 현대인은 실제로 신체적 피로보다는 정신적인 피로에 더 많이 시달립니다. 소음이나 이웃과의 갈등 같은 주변 환경 요인이 있을 수도 있습니다. 부모나 자녀와의 불화, 상사로부터의 영업 실적 압박, 사랑하는 사람과의 이별, 가까운 사람들의 사소한 말 한 마디도 모두 스트레스가 될 수 있습니다. 나열하자면 끝도 없겠지요.

중요한 것은 이런 스트레스를 어떻게 잘 다스리느냐는 겁니다. 우선 스트레스를 받아들이는 마음가짐, 즉 스트레스감수성에 대해 살펴보지요. 사실 스트레스감수성 자체는 선천적으로 타고나는 성향이나 체질에 적지 않은 영향을 받는 듯합니다. 사상체질의학에서도 스트레스감수성에 대해 이야기하는데, 소음인은 스트레스를 심하게 느끼고 태음인은 스트레스에 크게 영향을 받지 않는다고 합니다. 일반적인 것은 아니지만 동양에서는 혈액형에 따른 차이가 있다는 생각도 합니다. 예를 들어 A형은 스트레스를 아주 심하게 느끼는 반면, B형은 스트레스를 덜 느낀다는 식이죠.

흥미로운 것은 체중과 스트레스의 관계에 대한 주장입니다. 최근 연구들에 따르면 지방세포에서 만들어지는 호르몬 가운데 하나가 사람을 느긋한 성격으로 만든다고 합니다. 즉 뚱뚱한 사람이 깡마른 사람보다 스트레스를 덜 예민하게 받아들인다는 것입니다. 어쩌면 이것은 약간 비만인 사람이 평균 체중이거나 마른 사람보다 수명이 긴 이유일 수도 있겠지요.

스트레스를 다스리기 위해 우리가 할 수 있는 적극적인 대처법에 대해 알아볼까요. 먼저 영양소를 골고루 섭취하고 음식을 조절해야 합니다. 물을 많이 마시고 필수적인 비타민을 고루 섭취해야 합니다. 무기질도 굉장히 중요한데, 대표적인 무기질인 마그네슘이 부족하면 성격이 무척 신경질적으로 변한다고 합니다. 작은 일에도 버럭 화를 내게 되는 것이지요. 반면 마그네슘이 충분하면 신경과 근육이 차분해져서 잠도 잘 잘 수 있게 됩니다. 수면과 건강의 관계에 대해서는 이후에 더 덧붙여 설명하겠습니다.

또 평소 알레르기가 있는 음식을 피하는 것도 스트레스 감소에 도움을 줍니다. 대표적으로 글루텐 알레르기반응 중에는 식중독, 두드러기, 천식 외에 정서적인 불안정 유발도 포함됩니다. 알레르기반응 때문에 스트레스에 더 예민해지는 것입니다. 다만 음식 알레르기 증상이 스트레스로 발현되면 원인이 무엇인지 알기 어려우므로 평소에 본인이 어떤 음식에 알레르기반응을 보이는지 검사를 통해 파악해두는 것이 좋습니다.

이렇게 준비해두었음에도 급격한 스트레스를 받았다면 어떻게 해야 할까요? 스트레스가 심하다 싶을 때는 하던 일을 멈추고 10~15분 정도 조용히 차를 마시거나 음악을 듣거나 명상을 하는 것이 도움이 됩니다. 깊고 느린 호흡 또한 스트레스반응을 조절하는 데 효과적인데요. 스트레스와 관련된 머릿골신경 중 하나인 미주신경이 깊은 호흡을 했을 때 활성화되기 때문에 그렇습니다. 복식호흡, 단전호흡, 명상호흡 등 여러 가지 호흡법이 있는데 그중 제가 소개하고 싶은 것은 '345호흡법'입니다. 345호흡법이란 3초간 숨을 들이쉬고 4초간 멈췄다가 5초간 내쉰다고 해서 붙여진 이름인데요. 아주 직관적이고 간단하기 때문에 따라 하기 쉽습니다. 간단하고 쉬운 데 비해 이 호흡법이 가져오는 심적 안정감은 굉장하죠. 이외에도 스마트밴드와 같은 의료용 전자기기로도 다양한 호흡법을 배울 수 있으니 참고하시면 됩니다.

스트레스를 줄여주는 정서적인 방법들도 있습니다. 친밀한 사람과 피부를 맞대고 스킨십을 하는 것도 큰 도움이 되죠. 억지로 웃는 것도 좋습니다. 흔히 우리의 뇌는 진짜 웃음과 가짜 웃음을 구분하지 못한다고 하죠. 실제로 미국 인디애나주 볼메모리얼병원 연구팀은 15초 동안 그저 크게 웃기만 해도 엔도르핀과 면역세포가 활성화된다는 사실을 발표한 바 있습니다.[4] 또 부정적인 감정을 쌓아두는 대신 적당히 표출하는 것도 도움이 됩니다. 물론 다른 사람에게 폐를 끼치지 않는 선에서요.

　제가 꼭 덧붙이고 싶은 처방이 두 가지 더 있는데요. 하나는 하루에 1시간만이라도 스마트폰에서 벗어난 생활을 해보라는 것이고, 나머지 하나는 SNS에 매달리지 말라는 겁니다. 요즘 현대인의 생활에 대해 생각해봅시다. 매일같이 극심한 스트레스에 시달리면서도 시간만 나면 작은 스마트폰 화면을 보고 있죠. 심지어는 운전을 하거나 데이트를 하면서도 스마트폰을 사용합니다. 가만히 앉아서 마음을 다스릴 시간이 전혀 없죠. 저는 이런 생활습관이 스트레스에 부정적인 영향을 미친다고 봅니다. 또 SNS에 집착하다 보면 우울함에 빠지게 되어 있습니다. SNS 속 사람들은 다들 행복하게 사는 것처럼 보이기 때문에 '저 사람은 저렇게 재미있게 사는데 나는 뭐 하고 있나' 하는 생각이 들기 마련입니다. 끊임없이 다른 사람들과 자신을 비교하게 되니 스트레스를 받죠. 다들 SNS에는 나쁜 것을 숨기고 좋은 것만 올린다는 사실을 알고 있으면서도 그렇습니다. 그러므로 되도록 SNS에 들이는 시간을 최소화해서 스트레스를 피하는 편이 좋습니다.

주치의 없는
대한민국

　　　　　자, 사회적 건강에 대한 지표들도 같이 살펴봅시다. 경제협력개발기구(이하 OECD) 가입국 국민들이 느끼는 삶의 질을 나타낸 지표가 있습니다. 일반적으로 소득이 높으면 삶의 질이 올라가는 것은 틀림없어요. 하지만 소득에 정비례해서 삶의 질이 높아지는 건 아닙니다. 우리나라가 소득은 꽤 높은 데 비해 우리나라보다 소득이 조금 낮거나 비슷한 나라보다도 삶의 질이 낮습니다. 이건 무엇을 뜻할까요? 이제 우리는 건강을 이야기할 때 삶의 질에 대해서도 이야기해야 합니다.

제가 요즘 건강이나 삶의 질에 대해 강의하고 다니며 항상 이야기하는 게 있습니다. 정부가 해야 하는 일 중에서 최우선해야 하는 것은 바로 교육과 보건과 복지 개선이라는 것입니다. 경제 발전이 더 중요하다고 이야기하는 사람들이 많지만 결국 사람이 사람답게 살기 위해서는 교육, 보건, 복지 이 세 가지가 제대로 갖춰져야 합니다. 그렇게 되어야 비로소 삶의 질이 높은 나라, 사람들이 '웰빙'을 누릴 수 있는 사회가 된다고 생각합니다.

그런데 우리나라의 보건의료 시스템이나 관련 정책은 정치적으로 소외되어 있습니다. 여러분은 건강에 문제가 생기거나 실제로 병에 걸린 건 아니지만 어디가 불편할 때 누구와 상의를 합니까? 병원에 가서 진찰받고 검사받는 거 외에 누구한테 상담을 받을 수 있나요? 아니 누구와 상의를 해야 할까요? 물론 의사겠죠. 하지만 우리의 보건의료 시스템에는 환자들이 의사와 상의할 수 있는 제도가 없습니다. 원칙대로라면 건강 문제는 자기 주치의와 상의해야 하는데, 그런 시스템이 구축되어 있지를 않아요. 게다가 환자가 의사와 단순히 상담만 하는 경우는 의료보험 수가 책정에서 제외됩니다. 쉽게 말해 제가 여러분의 질문에 몇 시간씩 답변을 해드려도 보험에서 인정하는 의료 행위는 아니라는 겁니다.

그러면 의사들이 돈을 받으려면 어떻게 해야 할까요? 우리나라 건강보험은 행위별수가제를 적용하여 실시하고 있습니다. 의료기관에서 의료인이 제공한 의료서비스를 건강보험심사평가원에서 서비스별 가격, 즉 수가를 정해 그에 따라 진료비를 지불하는 제도이죠. 따라서 의사들이 돈을 벌려면 수가가 올라가는 각종 검사를 하거나 약을 처방해야 합니다. 그렇지 않으면 수가가 올라가지 않습니다.

대개의 환자들에겐 약이나 검사가 필요하지 않습니다. 의사가 진찰하고 판단해서 '댁에 가서 운동 잘 하고 잘 드시면 낫습니다'라고 말해주면 충분하죠. 그런데 제가 이렇게 이야기를 하면 많은 분들이 '뭐 저런 의사가 있어. 약도 안 주고 검사도 안 하고'라고 말하죠. 진찰을 받은 거라고 생각하지 않습니다. 게다가 우리나라는 플라세보효과처럼 약을 쓰지 않고 치료할 수 있는 여러 가지 심리적인 치료 행위를 인정하고 있지 않습니다.

의료보험 수가 책정 항목도 문제입니다. 만약 제가 병원을 개업해서 환자에게 30분간 조언해봐야 진료비를 거의 못 받습니다. 물론 정신건강의학과는 진료 시간이 비용으로 책정되지만 그렇지 않은 경우에는 보험공단에서 돈을 주지 않아요. 무엇을 해야 돈을 주느냐? 약을 처방하거나 검사를 해야만 비로소 보험 수가가 지불됩니다.

어느 병원에 가든지 약 아니면 검사를 권하는 이유가 그 때문입니다. 우리나라처럼 각종 검사를 많이 하는 나라는 없습니다. 국민 10만 명당 MRI 보유량, 검사 횟수와 내시경 검사 빈도가 세계에서 가장 높은 수준이에요. OECD에서 세계 MRI 보유량을 조사했는데, 통계에 따르면 우리나라는 OECD 국가 중 5위 수준이지만 그 통계에는 급여 통계치만 반영되었다고 해요. 비급여(의료보험 혜택이 적용되지 않는 치료) 검사 건수까지 반영된 공식적인 통계는 없는 상황입니다. 이런 상황을 고려하면 OECD 평균을 훨씬 초과할 것이라 추정하고 있죠.[5] 환자가 쇼핑하듯 병원을 여기저기 옮겨 다니며 진료받는 이른바 '호스피탈 쇼핑'이 무분별한 검사와 처방에 기름을 붓습니다. '저 MRI는 이전 병원에서 이미 찍었는데…' 하면 '각도가 좀 다르니까 여기서 다시 찍으세요'라는 대답이 돌아오지요. 그렇게 환자 개인이 지출하는 비용은 더 늘어납니다. 정상적인 시스템은 아닌 것이죠.

요즘 정부의 건강보험 보장성 강화대책, 이른바 '문재인 케어'가 이슈인데, 문재인 케어의 요점은 국민의 의료비 부담을 줄인다는 것입니다. 이를 위해서 많은 비급여 항목을 급여 항목으로 전환하고 의료보험 수가를 깎습니다. 개인의 지출은 줄어들겠지만 그 피해를 누가 보느냐는 겁니다. 우선 병원과 의사들의 소득이 줄겠죠. 그건 어쩔 수 없습니다. 그런데 결국 가장 큰 손해는 환자들에게 돌아갑니다. 여러분이 손해를 보는 거예요. 국가에서 보험 수가를 깎으면 깎을수록 진료의 질만 나빠지고, 소극적으로 질병 치료만 하는 방향으로 가는 거죠. 그래서 문재인 케어에 대한 의료계의 우려가 계속되고 있습니다.

원래 우리나라 의료보험은 1960년대의 일본 의료보험을 벤치마킹해서 시작되었는데, 일본은 이를 환자의 편의를 최대한 도모하는 쪽으로 발전시킨 반면 우리는 그러지 못했습니다. 갖가지 문제들이 줄을 잇는데 정부는 뒷짐 지고 의사와 환자 사이의 일로 떠넘겼습니다. 의료체계에 대한 우리 정부의 무관심이 적나라하게 드러나는 예가 질병관리본부의 예산 수준입니다. 국민의 건강을 책임지는 질병관리본부의 예산이 가축 건강을 다루는 농림축산검역본부 예산보다 적은 실정입니다. 결국 모든 손해는 국민들에게 돌아갑니다.

그러다 보니 대학병원 같은 데서는 한 환자를 앉혀놓고 2분 이상 이야기를 하면 적자가 되는 겁니다. 수가가 그렇게 책정되어 있어요. 그러니까 의사를 만나서 뭔가 이야기를 하려고 해도 2분 정도 지나면 '다음 환자 오세요' 하고 쫓아내죠. 그게 바로 우리의 현실이에요. 의료와 모든 보건정책을 단순히 경제 논리로만 따지기 때문에 이런 일이 발생합니다. 의료인 입장에서 보자면 우리 의료 현실은 슬프게도 환자의 건강을 얼마나 잘 지켜내는가보다는 정부 예산을 얼마나 절약하느냐가 중요하게 되었지요.

의사가 중요하게
여겨야 하는 것

의사 본연의 임무는 환자의 병을 치료하는 것입니다. 너무 이상적인 이야기가 될지 모르겠지만 환자의 병을 잘 치료하기 위해서는 환자의 가정환경, 사회적 배경 등을 알아야 하고 환자로부터 신뢰를 받는 것이 대단히 중요합니다. 이런 이유로 의사가 되려는 사람의 중요한 덕목 중 하나는 고통받는 사람을 이해하고 도와주는 일에서 최고의 보람을 느끼는 것이라고 생각합니다. 그러나 우리나라의 현실을 보면 답답하기 그지없습니다. 의사 혹은 의사 지망생들은 시험 성적은 최고일지 모르지만 앞날을 꿈꾸는 야망과 목표가 부족해 보이고 현실 여건에 안주해 버려 안타깝기만 합니다. 저는 후배들에게 가능하면 현재 인기 있는 과목을 선택하지 말고 자기가 좋아하고 잘하는 과목을 선택하라고 조언합니다. 그러면 반드시 미래에 각광을 받을 거라고요. 그러나 후배들이 이런 말에 잘 넘어가질 않습니다.

사람의 생명과 직결되는 주요 외과, 산부인과, 소아과 등이 지금 의사 지망생들에게는 기피 과목이 되었습니다. 그 대신 응급환자가 없고 의료보험이 적용되지 않아 수익이 많이 나는 과목을 선호합니다. 어떤 사람들은 이를 의사들의 의식 문제로만 치부하지만

이 문제에는 의료보험 수가를 산정, 책정하는 정부의 책임도 있다고 생각합니다. 물질로 표현되는 의료 행위에만 보험 수가를 책정하는 것은 필연적으로 과다 검사, 과다 처방을 유도하는 아주 잘못된 정책입니다. 환자와 의사 사이 눈에 보이지 않는 신뢰 관계라든가 상담에는 특수과를 제외하고 수가를 전혀 인정하지 않는 점 또한 문제이지요. 그 결과 많은 사람들이 이 병원 저 병원을 마치 쇼핑하듯 전전하는 모습을 볼 때, 시간과 돈을 낭비하는 게 아닌가 생각됩니다.

대한민국 의료체계의
문제점

영국의 한 여론조사 기관에서 오랫동안 조사한 직업별 신뢰도를 살펴보면 꽤 흥미롭습니다. 먼저 영국에서 가장 신뢰받지 못하는 직업 1위는 언론인이고, 국회의원, 정치인, 정부 장관, 기업인, 노조 지도자 역시 신뢰받지 못한다고 합니다. 돈을 많이 버는 프리미어리그의 축구선수들도 존경받지 못하기는 마찬가지고요. 반면 가장 신뢰받고 존경받는 직업은 의사, 수의사, 간호사, 교사, 소방관, 경찰관입니다. 어렵고 고통받는 사람들을 도와주는 직업이 대부분입니다.

특히 이 조사에서 의사는 25년간 줄곧 신뢰도 1위를 차지했습니다. 의사와 간호사에 대한 신뢰도가 특히 높은데 왜 그럴까요? 영국은 의료보건제도가 국유화되어 있어서 그럴 겁니다. 의사, 간호사는 모두 정부에서 월급을 받습니다. 물론 고정 급여는 아니고 환자 몇 명을 더 진료하면 그에 대한 인센티브가 나옵니다만, 많이 벌어봐야 세금으로 나가기 때문에 영국 의사들은 환자들을 지나치게 많이 보려고 하지 않습니다. 하루에 20여 명을 진찰하죠.

반면 한국의 대학병원 의사들은 하루에 200여 명의 환자를 받습니다. 하루 8시간 동안 근무한다고 가정하면 총 4800여 분이 소요되는데, 이걸 200명으로 나누면 한 사람당 2.4분이 됩니다. 들어오고 나가는 시간까지 생각하면 한 환자와 2분 이상 이야기할 수 없게 되지요. 그렇기 때문에 영국 의사들에게는 환자가 이러쿵저러쿵 자신의 상태에 대해 이야기할 수 있어도 한국 의사들에게는 그게 불가능합니다. 의료 시스템이 그렇게 되어 있기 때문이에요.

이런 이유로 한국의 환자들은 의사들과 연결되어 있지 않습니다. 건강에 대해서 의사와 상의하고 싶어도 그런 것을 할 수 있는 제도가 없어요. 동네병원에 1차 진료의가 있기는 하지만 그 의사와의 상담이 보편화되지 않았습니다. 또 다수의 환자들이 대학병원 같은 3차 병원으로 직행하는 경우가 많은데 여기는 의사가 환자를 2분 이상 진찰할 수 있는 시스템이 아니기 때문에 상담 자체가 불가능하죠.

그래서 성행하는 것이 바로 호스피탈 쇼핑입니다. 이 병원 저 병원 다니면서 '저 이런 병 아닌가요?' 하고 묻고 검사 결과가 자기 마음에 들지 않으면 또 다른 병원에 가서 물어요. 건강에 대해 관심은 많은데 전문가와 상의할 기회가 없으니 텔레비전이나 인터넷 같은 매체를 통해 엉뚱한 정보를 얻어 와서는 본인이 생각한 치료법은 이것이라고 제안하기도 합니다. 결국 겉으로 보기에 국민들은 의료보험 덕분에 의료비를 적게 지출하는 것 같지만 실제로 호주머니에서 불필요하게 나가는 돈은 상당한 수준이 됩니다. 우리 국민들은 자신이 부담한 비용에 비해 제대로 케어받지 못하고 있는 것이지요.

말하자면 환자 본인이 알아서 하지 않으면 안 되는 시스템입니다. 경쟁적으로 검사하고 기계적으로 진단하고 반드시 약물 치료를 하는 이런 문제를 지금 우리나라에서는 해결할 방안이 없어요. 각종 매체에서 무슨 병에 좋고 어디에 좋다고 소개하는 음식들도 너무 많고요. 현재 우리의 현실을 보면 질병의 예방이나 건강의 유지 등에 대한 기본적인 권리인 건강권이 없어요. 병에 걸렸을 때만 의사한테 가서 진료를 받고 보험공단에서 경비를 지출할 수 있을 뿐이죠.

미래 의학은 세부 장기나 부분 중심의 의학, 현대 의학과 전통 의학이 구분된 의학, 고도로 전문화된 의학 중심에서 전체를 아우르는 전인적 통합 의학으로 나아가야 합니다. 이를 위해서는 우리들의 관심이 특정 약이나 치료법의 효과가 얼마나 좋은가에서 얼마나 안전한가 하는 데로 옮겨가야 하고, 약보다는 음식과 운동,

생활습관, 스트레스 관리 등으로 상황을 극복하거나 개선해야 합니다. 또 한 가지 음식이나 한 가지 치료법보다는 복합적인 생각에 근거한 생활방식 개선에 초점을 맞춰야 합니다. 결국 생각이 바뀌어야 세상을 변화시킬 수 있는 것이죠. 실제로 많은 경우 건강을 위해서 약을 쓰는 것보다 음식이나 운동으로 조절하는 게 낫습니다. 예를 들어 당뇨병 초기에는 약보다는 음식과 운동으로 혈당을 조절하는 것이 가장 좋은 방법입니다. 하지만 의료보험 제도의 문제 때문에 의사들은 쉬이 그런 처방을 내리지 못하며, 환자들 역시 약에 의존해야 한다는 사실이 저로서는 참 불행한 일이라고 생각합니다.

건강한 사회의
밑바탕

OECD 통계에 따르면 한국은 스스로 건강하다고 생각하는 인구 비율이 전 세계에서 가장 낮은 수준인 것으로 나타납니다. 우리는 어쩌다 자기가 건강하다고 생각하지 못하게 되었을까요? 이 질문에는 여러 답을 내릴 수 있겠지만, 하나의 실마리는 교육제도에서 찾을 수 있습니다. 영국에서 유학하던 시절 교육제도에 깊은 감명을 받았는데, 이런 교육제도가 사람들의 인식에도 큰 영향을 미쳐 결국 건강한 사회를 만드는 밑바탕이 된다는 생각을 하게 되었죠.

영국 교육의 특징은 다양성을 중시한다는 것입니다. 공립과 사립학교가 나란히 운영되고 있고, 유명 사립학교들이 많지만 그만큼 유명한 공립학교도 많습니다. 학교에서는 정해진 학과목을 가르치긴 하나 학생의 특성과 자질을 계발하기 위한 노력을 다양하게 하고 있다는 점도 두드러지는 특징입니다.

의무교육 기간이 끝나는 만 16세에 고등학교를 졸업하는 대다수 학생들은 직업학교나 기타 다른 진로를 선택합니다. 대학에 가기 위해서는 '에이레벨'A-level이라고 하는 과정을 2년 더 공부해야 합니다. 보통 3~4개의 과목을 선택하여 집중적으로 공부하는데, 문과·이과의 구분은 없고 우리 식의 암기 위주의 공부가 아니기에 우리나라 학생들이 적응하기는 쉽지 않습니다. 이 과목에 대해 시험을 치러 그 성적으로 대학에 지원합니다. 우리 교육제도와 다른 점은 성적이 나오기 전에 예상점수를 가지고 원하는 대학에 가서 면접을 본다는 겁니다. 지원자 모두가 면접을 보는 것은 아니고, 대학에서 심사하여 통과한 사람에게만 면접 기회를 주는데 유명 대학에서 면접 허가만 받아도 학생들은 마치 합격한 것처럼 좋아합니다.

대학에서는 면접 때 학생의 자질, 포부, 동기들을 다양하게 파악하여 합격, 불합격을 통보합니다. 합격했다고 해도 대개는 조건부 입학 허가입니다. 예를 들어 세 과목 성적이 모두 A가 나오면 합격시켜주겠다는 조건이지요. 면접을 통과하는 학생은 많지 않고, 대다수는 면접에 불합격해서 또 다른 대학에 가서 다시 면접시험을 봅니다. 조건부 합격을 받은 학생들도 성적이 조건에 미치지 못하면 낙방을 하지요. 예상 성적이 모두 A여도 면접에서 불합격하는 경우가 꽤 있습니다. 학부모들이 항의해도 대학에서 '그 학생은 우리 대학이 원하는 학생이 아닙니다' 하면 끝납니다. 학생 선발은 대학의 고유 권한이기 때문이지요.

흔히 사람들이 영국 교육의 특성을 이야기할 때 천체물리학자 스티븐 호킹Stephen William Hawking 박사를 예로 듭니다. 그는 고등학교 성적은 별로였지만 물리 공부를 유독 잘해서 그 덕에 옥스퍼드 대학에 입학하게 됩니다. 우리나라 수능 제도로는 이런 천재나 특별한 재능이 있는 사람을 선별해낼 수가 없지요. 만약 한국의 일류대학에서 호킹 박사 같은 학생을 뽑았다면 교육부 감사는 차치하더라도 다른 학부모들의 항의가 거셌을 것입니다.

점수로 표현되는 객관적 실력만을 인정하는 우리 교육제도는 인재를 길러내는 제도가 아니고 인재를 규격화하는 제도일 뿐입니다. 그래서 우리나라의 교육은 독립하지 못하게 만드는 교육, 질문을 없애는 교육, 상상력을 키우지 않는 교육, 적성과 상관없이 의대를 최고로 치는 교육이 되었습니다. 이른바 '강남 8학군'이라는 교육 특구가 생겨난 것도 모두 기형적인 우리나라 교육 시스템 때문입니다.

우리의 생각이 바뀌어야 하고 그러려면 교육제도가 먼저 바뀌어야 합니다. 교육은 자기 자신을 발견하도록 도와주고 스스로 진로를 탐색하게 이끌어주어야 하며 무엇을 잘하고 무엇을 좋아하는가를 찾도록 이끌어주어야 합니다. 그러려면 교육의 다양성이 충분히 보장되어야 하고요. 자기를 절제하고 남을 배려하며 공동체의 일원이 되는 교육을 해야 한다고 생각합니다. 이런 목적으로 영국은 기숙사 생활과 그룹 스포츠를 적극 권장합니다.

민주적인 사회란 기능의 평등, 소득의 평등이 아닌 기회의 평등이 이루어진 사회라고 생각합니다. 하지만 우리는 자기 이익을 위해 타인에게 불편함을 주는 것을 아무렇지도 않게 생각하지요. 학교는 상상력이나 창의력을 키워주는 게 아니라 암기 위주의 획일적인 답안만을 요구하고 있습니다. 그래서 오늘날 우리는 현실을 생각하지 않고 직관적으로 판단하며, 가짜 뉴스가 판을 치는 사회에 살게 되었죠. 세대 간, 지역 간, 빈부 간 큰 격차를 만들어 사회적 건강이 요원한 불건전한 사회가 되어가고 있습니다. 사회적 건강은 필연적으로 개인의 건강에도 큰 영향을 미칩니다. 어쩌면 이런 이유 때문에 한국은 전 세계에서 자기가 건강하다고 생각하는 인구 비율이 가장 낮은 나라가 된 건 아닐까요?

격차 없는
건강을 위해

한국건강형평성학회에서 지역별·소

득별 기대수명과 건강수명의 격차를 살펴봤습니다. 상위 5개 시군구와 하위 5개 시군구의 기대수명은 적게는 5세, 많게는 8세나 차이가 납니다(표1 참조). 기대수명에서 질병을 앓는 기간을 뺀 건강수명은 격차가 더 벌어집니다(표2 참조). 11~13세로 차이가 크게 나죠. 2008년부터 2014년까지의 소득을 바탕으로 주요 광역시·도의 건강수명 격차를 조사하기도 했는데(표3 참조), 같은 지역 내에서도 소득 상위 20퍼센트와 하위 20퍼센트 집단 간 건강수명 격차가 최대 13.1년이나 납니다. 반면 일본의 경우 2016년 지역별 건강수명 격차는 2~3세 정도에 그친다고 합니다.

격차가 너무 큽니다. 지금 상황으로 보면 한국인의 기대수명이나 건강수명은 무엇보다 부의 정도에 따라 결정되는 듯합니다. 이를 보완할 국가의 보건정책이 부족하다는 것이 큰 문제고요. 각자의 건강은 각자 알아서 챙겨야 한다는 생각에서 벗어날 필요가 있습니다. 질병이 발생한 후에야 치료를 시작하는 소극적인 건강권이 아닌, 질병을 예방하고 건강한 상태를 유지하는 적극적인 건강권에 대해 생각해봐야 할 때입니다. 한국의 보건정책이나 건강보험정책을 살펴보면 질병의 치료에만 과도하게 집중하는 경향이 있습니다. 질병예방백서 등 건강을 적극적으로 유지할 수 있는 대책이 필요합니다.

2018년 보건의료 재원 조달 주체별 비율을 분석한 OECD 통계를 보면, 한국 국내총생산GDP에서 보건의료 비용이 차지하는 총 비

표1. 지역별 기대수명 순위

상위	기대수명	지역	하위	기대수명	지역
1위	86.33세	경기도 과천시	1위	78.88세	경상북도 영양군
2위	85.03세	경기도 용인시 수지구	2위	78.92세	전라남도 해남군
3위	84.76세	서울시 강남구	3위	78.94세	강원도 태백시
4위	84.67세	서울시 서초구	4위	78.95세	경상북도 군위군
5위	84.59세	경기도 성남시 분당구	5위	79.01세	충청북도 단양군

자료: 한국건강형평성학회 2010~2015년 기준.

표2. 지역별 건강수명 순위

상위	건강수명	지역	하위	건강수명	지역
1위	74.76세	경기도 성남시 분당구	1위	61.09세	경상남도 하동군
2위	74.35세	서울시 서초구	2위	61.24세	전라북도 고창군
3위	73.02세	경기도 용인시 수지구	3위	61.27세	경상남도 남해군
4위	72.96세	서울시 강남구	4위	61.37세	전라남도 신안군
5위	72.96세	서울시 용산구	5위	61.69세	강원도 태백시

자료: 한국건강형평성학회 2008~2014년 기준.

표3. 주요 광역시·도 소득 상위 20퍼센트와 하위 20퍼센트 집단 간 건강수명 격차

지역	건강수명 격차
인천	9.6세
울산	10.3세
경남	10.5세
부산	12.2세
강원	12.8세
전남	13.1세

자료: 한국건강형평성학회 2008~2014년 기준.

율은 7.5퍼센트입니다. 이중에서 민간부담률이 2.7퍼센트, 공공부담률이 4.8퍼센트이죠. 우리가 흔히 복지국가로 꼽는 스웨덴의 경우 국내총생산 중 보건의료 비용은 총 11퍼센트로 우리나라보다 높은데 민간부담은 1.6퍼센트에 그칩니다. 공적 영역에서 비용을 거의 다 부담하고 있다는 이야기지요. 프랑스, 독일, 네덜란드, 덴마크, 영국 등 주요 국가들의 사정도 스웨덴과 비슷합니다.[6]

이 재원 조달 문제는 결코 간단하지 않으며, 사실 화가 많이 나는 이슈입니다. 간단히 정리하면 정부는 국민들에게 싼값에 최선의 의료혜택을 받게 해주겠다고 하는 것인데, 그것이 가능하다면 얼마나 좋을까요? 그러나 정작 보건의료 분야 비용을 살펴보면 짜장면 값으로 스테이크를 먹으려는 것과 같습니다. 국민이 낸 의료보험료 및 기타 비용은 얼마 안 되는데 더 큰 혜택을 바라는 셈이지요. 짜장면 값으로는 짜장면밖에 못 먹습니다. 스테이크도 먹고자 한다면 OECD 조사 결과에서 보듯이 공공부담률이 8퍼센트대로 증가하고 국민들의 부담은 2퍼센트대 이하로 떨어져야 합니다. 그런데 우리나라는 항상 미국을 모델로 삼기 때문에 보건의료 재원을 개인 부담으로 해결하려고 하니 영 어렵지요. 미국은 공공보건 투자 면에서 OECD 국가들 중 멕시코 다음으로 최하위에 속하는 나라입니다.

복지 예산이 크게 늘어야 합니다. 우린 복지를 기타 수당으로만 생각하니 문제지요. 보험공단이 매년 흑자를 내면서도 의료 수가를 올리지 않고 상당수 질병은 아직 보험으로 보장해주지 않습니다. 보험공단 예산을 분석해볼 필요가 있는데, 순수 의료에 들어가는 비용과 행정 비용을 포함한 기타 비용을 밝혀야 합니다. 기타 비용을 최대한 줄이고 의료에 들어가는 비용을 늘리지 않으면 현재의 2분 진료 관행은 나아질 수가 없지요.

건강한 삶,
행복한 개인

건강한 삶을 위해 이런 질문들을 던져봅시다.

경제적으로 풍족해진 만큼 행복지수도 올라갔나요? 자신이 살아온 길, 살아갈 길에 대해 생각해봤나요? 마지막으로 가족들과 허심탄회하게 대화를 나눈 것이 언제인가요? 자녀들이 경제적으로 독립했나요? 노후에는 어떤 삶을 꿈꾸고 그 꿈을 위해 어떤 준비를 하고 있나요?

어려운 사람을 위한 사회적 공헌이나 기부를 생각해봤나요? 지금까지 가장 보람 있었던 일은 무엇인가요? 또 앞으로 가장 걱정되는 일은 무엇인가요?

여가를 어떻게 보내나요? 텔레비전이나 유튜브의 뉴스를 자주 보나요? 그 내용을 모두 믿나요? 어떤 사건이나 뉴스를 볼 때 그 배경을 생각해본 적 있나요?

이런 여러 가지 물음을 던지는 이유는 간단합니다. 행복한 삶을 위해서는 개인의 건강을 유지하고 병 없이 오래 사는 것이 매우 중요하지요. 그런데 개인의 건강은 혼자서 이루는 것이 아니라 원만한 가족 관계나 건전한 사회적 관계를 바탕으로 이루어야 합니다. 나와 내 주변의 삶, 그리고 사회적 관계를 살피는 여러 질문을 던져봅시다. 건강은 병이 난 뒤에 치료해서 되찾는 것이 아니라, 병이 나기 전에 잘 관리하고 유지해야 하는 것입니다.

더 활동하라.

적극적으로 문제를 해결하라.

사람들과 소통하라.

호흡을 조절하며 휴식을 취하라.

목표를 세워 도전하라.

음주나 흡연 등 나쁜 습관을 버려라.

친구와 친지에게 도움을 청하라.

순서를 정하여 일하라, 단 과로는 금물!

긍정적으로 생각하라.

본인이 바꿀 수 없는 한계를 받아들여라.

2장

무엇을
어떻게
먹을 것인가

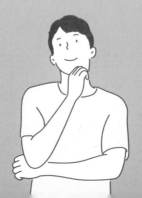

건강하게
먹고 사는 비법

건강하게 먹고 살기 위해서는 어떻게 해야 할까요? 우선 좋은 것을 먹고 나쁜 것은 거르되 적당한 양을 올바른 방법으로 먹어야겠지요. 그렇다면 무엇이 좋은 음식일까요? 여기에 대해 답을 하기 위해 지금껏 수없이 많은 사람들이 에스키모, 일본인 등 장수하는 사람들의 식생활과 생활 패턴을 연구해왔습니다. 그래서 장수 음식이 무엇인지 밝혀졌을까요?

뚜껑을 열어봤더니 공통점이 별로 없었습니다. 에스키모는 고기를 많이 먹습니다. 고지방·고단백 식단이죠. 그런데도 심장병에 걸리지 않고 장수합니다. 반면 일본 사람들은 생선을 많이 먹습니다. 일본인 중에서도 특히 더 오래 산다고 알려진 오키나와 사람들의 주식은 고구마입니다. 일생 동안 고구마를 정말 많이 먹습니다.

이 경우는 고탄수화물 식단이죠. 요즘 탄수화물을 지나치게 섭취하면 안 좋다고들 하는데, 어떤가요? 결론적으로 '이것만 먹으면 건강하게 살 수 있다'고 할 만한 장수 음식은 없다는 겁니다. 또 고탄수화물, 고단백, 고지방 요법 중 어떤 것도 정답이 아니라는 것이죠.

그럼 무엇을 먹어야 할까요? 다행히도 장수하는 사람들에게는 공통점이 몇 가지 있었습니다. 그 지역에서 난 신선한 식품, 특히 계절 식품을 복잡한 조리 과정 없이 그대로 먹되 가족들이 옹기종기 모여서 정겹게 식사를 한다는 것이었죠. 너무 원론적인 이야기 같지만 결국 여기에 답이 있습니다.

지금까지 언론매체에서 다루는 건강한 식생활 정보라는 게 대개는 어떤 음식물은 칼로리가 어떻고 탄수화물과 지방 함유량이 어떻다는 단편적인 정보 위주였습니다. 더 심하게는 성분에 대해 이야기하기도 했죠. 베타카로틴, 안토시아닌, 폴리페놀 등등 이름도 어려운 성분들의 함유량이 몇 밀리그램인데 그게 혈액순환에 좋고 어디에 좋다더라 하는 식이었죠. 우리가 매일 섭취하는 식품의 종류가 수십 가지인데 수많은 단편적인 정보들을 일일이 체크해가면서 살 수 있을까요? 그렇잖아도 세상 살아가는 데 복잡한 일이 많은데 말이죠.

음식물을 칼로리나 영양소, 성분 등의 개념으로 나누어 설명하는 것은 어찌 보면 무의미하다고 할 수 있습니다. 우리 생체가 필

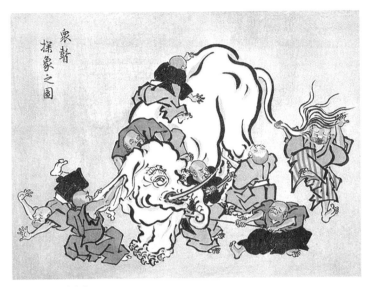

眾瞽
探象
之圖

맹인 코끼리 만지기

요로 하는 음식물은 훨씬 복잡한 내용을 포함하고 있기 때문이죠. 이런 이야기를 할 때 제가 꼭 드는 예는 '맹인 코끼리 만지기'를 표현한 그림입니다. 원효가 『열반경종요』에서 화쟁정신에 대해 이야기하면서 들었던 예화로, 다리를 만지든 코를 만지든 몸통을 만지든 전체를 보지 않고서는 모두 코끼리의 일부밖에는 이야기할 수 없다는 겁니다. 그들 각각의 이야기가 틀린 것은 아니지만 전체를 보는 것은 아니라는 말이죠. 저는 건강에도 이와 같은 철학이 필요하다고 생각합니다. 동서양을 막론하고 현대 사고의 큰 특징은 너무 세분화되어 있어서 전체를 조망할 수 없다는 점이기 때문이죠.

내가 먹는 것이
바로 나

　　서양에서는 오래 전부터 '내가 먹는 것이 바로 나'I am what I eat라는 말이 있었고, 1825년 프랑스의 정치가이자 미식가인 브리야사바랭Jean Anthelme Brillat-Savarin은 "당신이 무엇을 먹었는지 말해달라. 그러면 당신이 어떤 사람인지 알려주겠다"라고 말한 것으로 유명합니다. 그만큼 사람들은 우리가 매일 먹는 음식이 우리의 건강과 직결된다는 생각을 가지고 있죠. 실제로 전 세계 책방에는 동서양을 막론하고 음식에 대한 책이 넘쳐납니다. '음식이 약이다'라는 제목을 가진 책들도 수없이 많습니다. 결국 건강을 위해서 음식을 조절하는 것이 약을 먹는 것보다 더 좋다는 이야기죠.

　　하지만 현대사회에서는 '어떻게 건강하게 먹을까'보다는 '먹고 싶은 대로 먹되 어떻게 하면 아름다운 몸매를 가질 수 있을까'에 관심이 많은 것 같습니다. 본래 다이어트diet라는 말은 식사 자체나 식사법, 식이요법 등을 뜻하는 말인데, 요즘은 체중 조절, 특히 살을 뺀다는 의미로 더 많이 쓰이지요.

　　현대사회의 외모지상주의가 어느 순간부터인가 얼굴 작고 키 크고 늘씬한 몸매를 이상화하기 시작한 탓입니다. 이렇게 된 데는 각종 매체의 영향이 굉장히 큽니다. 영화나 텔레비전 등에서 마른 연예인들이 나와 군살 없는 몸을 이상화한 탓에 남성이고 여성이고 할 것 없이 몸매에 대한 강박을 가지게 되었죠. 수많은 여성들이 40킬로그램대 몸무게를 목표로 무리하게 다이어트하는 걸 보면 저렇게 해서 건강을 유지할 수 있을까 걱정이 됩니다.

하지만 알다시피 그게 건강한 모습은 아닙니다. 건강한 모습이란 옛날 어른들이 이상적으로 생각했던 모습, 그러니까 살이 약간 붙은 오동통한 모습에 가깝습니다.

체중(kg)을 키(m)의 제곱으로 나눈 수치가 체질량지수 body mass index(이하 BMI)입니다. 이 수치가 23 이상이면 과체중, 25 이상이면 비만이라고 하는데 BMI만으로 과체중 또는 비만을 판단하기에 부정확하다는 의견이 많습니다. 체지방률을 기준으로 비만을 판단하는 것이 아니라 순전히 키와 몸무게만을 고려하기 때문에 의사들조차 의문을 제기하고 있는 실정입니다.

근육은 같은 부피의 지방보다 무겁기 때문에 지방은 적고 근육이 많은 사람과 근육은 없고 지방이 많은 사람을 비교하면 전자의 BMI가 높게 나옵니다. 이런 사실은 남녀의 비만도를 BMI 지수라는 동일한 척도로 측정할 때 특히 문제가 되고 있습니다. 일반적으로 지방은 적고 근육이 많은 남성이 근육이 적고 지방이 많은 여성에 비해 BMI가 더 높게 나오기 때문이지요.

표4. 국제·국내 BMI 기준

기준	저체중	정상체중	과체중	경도 비만	중도 비만	고도 비만
국제	18.5 미만	18.5~24.9	25~29.9	30~34.9	35~39.9	40 이상
국내	18.5 미만	18.5~22.9	23~24.9	25~29.9	30~34.9	35 이상

　서울대 의대 예방의학교실 연구팀이 지금껏 사용된 BMI에 따른 비만도 구분이 한국인에게 맞지 않는다는 연구 결과를 발표하기도 했죠. 연구팀은 한국인 1만 6천여 명을 포함한 아시아인 114만 명에 대해 평균 9.2년(한국인 평균 조사 기간 6.5년) 동안 추적 조사를 실시했습니다. 연구 결과 한국인을 포함한 동아시아인들은 BMI가 22.5 이상 27.5 미만일 때 사망 위험이 가장 낮았다고 합니다. 이 조사 결과로 그동안 대한비만학회 등이 기준으로 삼아온 비만 기준이 우리 체형과 맞지 않는다는 걸 알게 되었죠. 현재 한국에서 위험군으로 분류되는 비만 해당자들의 사망 위험이 과장된 것으로 나타났기 때문입니다. 덩달아 적정 체중 기준을 수정해야 한다는 지적도 힘을 얻게 되었습니다.[7]

　BMI 기준에 대한 지적이 한국에서만 발생하는 건 아닙니다. 2013년에는 미국 국가보건통계청[NCHS] 연구팀이 미국의학협회저널[JAMA]에 288만 명의 비만도와 27만 건의 사망 사례를 비교한 논문을 실었는데, 미국에서도 국제 기준으로 정상체중(BMI 18.5~24.9)인 사람보다 과체중(BMI 25~29.9)인 사람의 사망률이 6퍼센트 낮다고 합니다. 가벼운 비만자(BMI 30~34.9)도 정상체중인 사람과 사망률에 별다른 차이가 없었습니다. 사망률이 크게 차이가 나는 경우는 중·고도 비만인 경우였다고 합니다. 앞으로 국제 체중 기준 자체에 수정이 필요하다는 목소리가 더욱 커질 것 같습니다.[8]

이처럼 체중은 각종 질병의 발병이나 수명과 긴밀히 연관됩니다. 그렇지만 체중 조절이 모두에게 쉬운 과제는 아니죠. 한 연구에 따르면 현대인은 1970년대와 비교했을 때 체중이 10퍼센트 정도 늘었다고 합니다. 섭취하는 칼로리나 활동량이 비슷하더라도 체중이 더 나간다는 사실이 밝혀졌는데요. 이런 현상이 발생하게 된 몇 가지 이유를 생각해볼 수 있습니다.[9]

우선 자신에게 맞지 않는 방법으로 체중을 감량하려 한다는 것이 문제입니다. 어느 연구팀은 9년 동안 25만 명의 전자건강기록을 분석했는데, 체중 감량이 필요한 사람일수록 관리에 어려움을 느낀다고 합니다. 일시적으로 체중을 감량했더라도 다시 원래 체중으로 돌아오는 '요요 현상'을 경험한 사람들도 절반 이상이라고 하죠. 이런 사람들은 유행하는 다이어트 방법을 맹목적으로 따라 하기보다 개개인에 맞는 방법을 찾아야 합니다.

또한 식단과 운동을 균형 있게 관리하지 않으면 체중 조절이 어렵습니다. 식단을 관리하지 않고 운동만으로 체중을 조절하려 하면 실패하기 쉽습니다. 운동을 하고 나면 그만큼 더 먹어도 괜찮을 거라는 생각이 들기 마련입니다. 반대로 운동을 하지 않고 식단만 관리한다면 체력이 저하되어 체중 조절이 어려워집니다. 그러므로 운동과 식단을 늘 함께 신경 써야만 합니다.

마지막으로 우리가 먹는 식품 속에 들어 있는 첨가물이나 환경호르몬이 몸속 호르몬과 섞여 교란을 일으키는 경우입니다. 이런 화학물질이 우리 몸속에 들어오면 체내 호르몬 균형이 깨져 체중 조절에도 어려움을 느끼게 됩니다. 식품첨가물이나 환경호르몬에 대해서는 뒷부분에서 좀 더 자세히 알아보겠습니다.

배는
왜 고플까?

요즘 현대인은 '어떻게 하면 살이 빠질 만큼 적게 먹고도 배고프지 않을 수 있을까'에 대해서도 관심이 많으리라 생각합니다. 이 질문에 대답하려면 우선 우리가 왜 배고픔을 느끼는지에 대해서부터 알아야 하겠지요.

예전에는 물리적으로 배가 부르면, 즉 위가 어느 정도 차오르면 자연히 포만감을 느끼게 된다고 생각했습니다. 하지만 포만감은 위가 늘어나는 것과는 관계가 없습니다. 실제로 공복 시 우리 위의 크기는 50밀리리터 정도입니다. 많이 늘어나면 1리터 이상으로 확장되기도 하는데요. 맥주 좋아하는 사람들은 수 리터씩 벌컥벌컥 마시기도 하잖아요? 그러면 틀림없이 위가 늘어납니다. 알코올은 물이기 때문에 금방 흡수되어서 쉽게 꺼지긴 합니다만, 위는 이처럼 우리가 음식물을 얼마나 섭취하느냐에 따라 고무줄처럼 늘었다 줄었다 합니다.

그동안 여러 학자들이 포만감과 허기를 느끼는 메커니즘에 대해 연구해왔습니다. 오랫동안 포만감과 허기 사이의 관계가 밝혀지지 않다가 최근에 와서야 뇌의 시상하부에 그 해답이 있다는 사실이 밝혀졌습니다. 시상하부는 우리 몸의 생명활동과 직결되는 항상성 조절을 담당하는 곳인데요. 식욕 역시 항상성을 유지해야만 에너지 저장과 소비 사이의 균형을 맞출 수 있겠죠.

이 시상하부에는 배부름을 감지하는 포만중추와 배고픔을 감지하는 기아중추라는 것이 있습니다. 보통은 이 둘을 합쳐서 섭식중추라고 부르죠.

섭식중추에 대한 연구가 많은데요. 러시아 학자들을 위시한 많은 연구자들이 개와 쥐의 두 중추를 선택적으로 파괴하는 실험을 했습니다. 먼저 동물들의 포만중추를 파괴하면 어떻게 될까요? 위가 터지도록 계속 먹습니다. 포만감을 못 느끼기 때문이죠. 일반적으로 동물들은 포만중추의 기능이 기아중추보다 약합니다. 사람처럼 안정적으로 음식을 확보할 수 없기 때문에 먹이가 있을 때는 최대한 많이 먹고 없을 때는 며칠 굶어도 견딜 수 있도록 설계되었죠. 그런데 안 그래도 약한 포만중추의 기능을 아예 꺼버리면 어떻게 되겠습니까? 끝없이 먹게 되죠. 반대로 기아중추가 파괴된 동물들은 배고픔을 느끼지 못하고 먹지를 않아 결국 굶어 죽기까지

합니다.

그러면 포만중추와 기아중추, 즉 섭식중추는 어떻게 작동할까요? 원론적으로 말하면 소화기와 시상하부 사이의 복잡한 상호작용을 토대로 이루어진다고 하겠고, 그 외에 여러 가지 호르몬이나 기타 조절물질들이 관여합니다. 그중에서도 특히 렙틴과 그렐린이라는 호르몬이 중요합니다. 렙틴이 포만감을 느끼게 한다면 그렐린은 반대로 식욕을 느끼게 하는 신호물질이죠. 이처럼 두 호르몬은 서로 반대되는 작용, 즉 길항(拮抗)작용을 합니다.

이중 다이어트와 관련해서 주목할 것이 렙틴입니다. 우리가 음식을 먹으면 몸에서 렙틴이 분비되고, 그 렙틴이 시상하부의 포만중추를 자극하여 포만감을 느끼게 되어 먹기를 그만두게 되죠. 렙틴은 주로 지방조직에서 분비되고 지방조직의 양에 비례해 그 수준이 증가합니다. 따라서 체지방이 적은 사람은 렙틴 분비 수준이 낮고, 체지방이 많은 사람들은 그 반대인 것이죠.

그런데 이상한 일이죠? 이 말대로라면 렙틴이 많이 분비되는 뚱뚱한 사람들이 마른 사람보다 포만감을 더 빨리 느끼고 먹기를 그만두어야 하는데, 대개는 그렇지 않으니까요. 그것은 비만인 사람에게는 렙틴이 분비되어도 뇌가 이를 제대로 인지하지 못하는 '렙틴저항성'이라는 문제가 생기기 때문입니다. 최근에 특히 렙틴저항성 비만이 많이 늘고 있는데, 렙틴저항성 문제를 악화하는 게 가공식품입니다. 배가 불러도 정크푸드는 큰 저항 없이 계속 먹을 수 있는 것도 그 때문이고, 가공식품을 많이 먹으면 비만이 되기 쉬운 것도 그 때문입니다. 렙틴의 기능이 온전해야 배가 고프면 먹기 시작해서 배가 부르면 멈추는 정상적인 사이클이 만들어집니다.

음식을 둘러싼
거짓 정보

건강하게 먹고 사는 데 언론매체가 미친 부정적인 영향은 몸에 대한 잘못된 인식을 심어준 것뿐만이 아닙니다. 거짓 정보를 제공하는 문제도 심각하죠. 일례로 제가 의과대학에 다니던 1960년대에는 사카린이 발암물질이라고 해서 판매를 금지했습니다. 그 대신 설탕을 소비하게 했죠. 그런데 20~30년 정도 지난 후에 사카린처럼 좋은 감미료가 없다는 사실이 밝혀졌습니다. 설탕, 올리고당 등 다른 감미료에 비해 열량이 획기적으로 적은데 단맛은 강하고 인체에 거의 해가 없고요. 그러면 왜 1960년대에는 사카린을 발암물질이라고 했을까요? 실험을 하면서 동물들에게 사람이 먹는 것보다 훨씬 많은 양의 사카린을 주입한 겁니다. 그러면 당연히 부정적인 결과가 나올 수밖에 없겠죠. 이때 이 연구를 수행하는 비용을 댄 곳이 어디일까요? 바로 설탕회사입니다.

이처럼 현대 자본주의 사회에서는 전문가들의 연구 결과라고 해서 무조건 믿어서는 안 됩니다. 무슨 목적을 가지고 그 연구를 했는지, 누가 돈을 댔는지 등을 꼼꼼하게 따져봐야 하죠. 하지만 그게 쉬운 일은 아닙니다. 전문가들도 어지간한 주의를 기울이지 않으면 무엇이 믿을 수 있는 정보인지 판단하기 어렵습니다. 그러니 비전문가인 여러분이 어떻게 언론매체에서 흘러나오는 그 많은 정보들을 분별해서 올바른 것만 골라낼 수 있겠어요. 어찌 보면 정보가 거의 없던 옛날보다 더 해로운 상황에까지 이르렀습니다.

특히 요즘 미디어에는 어디에 좋고 무슨 병에 좋다는 음식물이 참 많이 등장합니다. 음식물 하나로 모든 질병을 치료하고 건강을 유지할 수 있다면 우리가 이런 고민을 할 필요도 없을 텐데 말이죠. 예컨대 만병통치약과도 같은 '슈퍼 푸드'는 있을 수 없습니다. 온갖 매체에 떠도는 건강 정보를 전부 다 믿을 수는 없습니다. 과장된 방송을 보고 유행처럼 식품을 구매하는 행태는 경계해야 할 일입니다.

풍요 속의 빈곤,
현대인의 영양부족

음식물의 칼로리, 영양소, 성분, 체지방량… 저는 현대인의 식습관을 이야기할 때 이런 복잡한 것들은 다 잊어버리고 균형이라는 간단한 원칙만 세워보고자 합니다. 우선 현대인의 전반적인 영양 상태에 대해 살펴보겠습니다. 요즘 현대인의 식생활은 '풍요 속의 빈곤'이라는 말로 요약할 수 있는데요. 흔히 풍요 속의 빈곤이라면 사회학적인 개념을 떠올릴 테지만 이 말은 의학이나 생물학에서도 자주 쓰입니다. 의학에서 풍요 속의 빈곤의 예로 가장 자주 드는 것이 바로 당뇨병입니다. 인체는 포도당이라는 영양분을 기본 에너지원으로 쓰는데, 당뇨병 환자는 혈액 속에 포도당을 조절하는 기능에 문제가 생겨 포도당이 넘쳐흘러요. 너무 많아서 오줌으로까지 나갑니다. 그러나 정작 포도당을 필요로 하는 세포에는 포도당이 모자라는 것이죠.

마찬가지로 현대인의 식습관을 보면 칼로리는 충분히 섭취하고 있지만 인체가 제대로 기능하는 데 필요한 영양분을 고루 섭취하지는 못하는, 전형적인 '풍요 속의 빈곤' 상태입니다. 현대인의 식사 패턴을 보면 그런 경향이 두드러집니다. 실제로 비만이 심각한 사회문제가 될 만큼 많은 칼로리를 섭취하는데도 정작 개별 세포는 영양이 모자라서 굶고 있습니다. 이처럼 칼로리가 높더라도 필수 영양소가 부족한 식품들을 일명 '빈 칼로리'empty calorie라고 이야기합니다.

칼로리(cal)는 열량을 세는 단위입니다. 1기압에서 물 1그램을 섭씨 14.5도에서 15.5도까지 딱 1도 올리는 데 드는 에너지의 양을 1칼로리로 정의하고 있습니다. 우리는 음식물을 통해 에너지를 얻는 것이죠.

식단을 통해 체중을 조절하려는 사람들은 단순히 섭취하는 음식의 칼로리만 따져서는 낭패를 보기 십상입니다. 섭취하는 칼로리만 따지지 말고 칼로리의 섭취와 배출, 즉 칼로리의 균형을 따져 봐야 합니다.

칼로리가 같다고 하더라도 영양소가 꽉 찬 식품과 빈 칼로리 식품으로 나누어 생각할 수 있습니다. 영양소가 꽉 찬 식품으로는 통곡식, 과일과 채소, 닭이나 오리와 같은 살코기, 계란, 저지방 유제품, 생선 등이 있습니다. 비교적 신선 식품이거나 가공 처리나 첨가물이 거의 없는 식품이 여기에 속하고 이들은 칼로리가 같은 다른 식품에 비해 비타민, 미네랄, 섬유질이 풍부해 건강에 이롭습니다.

반대로 칼로리는 높다 해도 이러한 필수 영양소가 거의 없는 빈 칼로리 식품으로는 설탕이 많이 든 케이크·과자·사탕·소프트드링크, 지방이 많이 들어 있는 마가린·튀김 등이 있습니다. 그리고 정크푸드처럼 첨가물이 많거나 가공이 잔뜩 된 식품 역시 여기에 속합니다. 빈 칼로리 식품은 단순히 영양소가 결핍할 뿐 아니라 몸에 이로운 영양소의 흡수와 대사를 방해한다는 점에서 아주 해롭습니다. 특히 지방대사를 교란해 살을 급속도로 찌게 만들지요. 나아가 췌장에 부담을 줘서 당뇨를 일으키고 혈관에 기름으로 남아 심장병과 뇌졸중을 일으키기도 합니다.

술도 대표적인 빈 칼로리 식품입니다. 식사 때 반주로 한 잔 정도를 곁들이는 건 때때로 건강에 이롭기도 하지만 술자리에서 지나치게 마시는 술은 당연히 건강에 도움이 되지 않습니다. 알코올은 그 자체로 1그램당 7킬로칼로리나 되는 높은 열량을 가지고 있습니다. 탄수화물과 단백질이 1그램당 4킬로칼로리임을 감안할 때 술은 열량이 매우 높지요. 게다가 알코올은 다른 에너지원들과 달리 체내에 저장되지 않으며, 알코올이 들어오면 지방을 비롯한 다른 에너지원의 대사 과정이 모두 중단되고 알코올부터 대사됩니다.

우리는 술을 마실 때 다양한 안주도 함께 먹죠. 특히 '치맥' 하는 분도 많을 텐데요. 음주 도중 닭 껍질이나 튀김용 기름 등 지방을 먹게 되면 이들은 모조리 뱃살로 쌓인다고 봐도 큰 무리는 없습니다. 따라서 많은 전문가들은 100퍼센트 빈 칼로리 식품인 술을 가능하면 줄여야 한다고 강조하고 있습니다.

그뿐만 아니라 같은 영양소라도 저마다 질이 다르다는 걸 알고 있나요? 예를 들면 탄수화물이라고 해서 다 똑같은 탄수화물이 아닙니다. 고밀도 탄수화물과 저밀도 탄수화물이 있는데, 건강을 생각한다면 저밀도 탄수화물을 먹어야 합니다. 고밀도 탄수화물은 가공 처리된 탄수화물로, 감자튀김이나 크림수프, 가공을 많이 해서 원료가 무엇인지 모르는 식품 등에 들어 있습니다. 이런 것들은 되도록이면 섭취를 삼가고 저밀도 탄수화물, 예를 들어 고구마나 당근같이 형체를 알아볼 수 있는 탄수화물을 섭취하는 것이 좋습니다.

의학계의 화두,
장내세균

　　현대인이 이토록 실질적인 영양부족에 시달리고 있다면 영양이 풍부한 건강한 음식을 찾아 먹는 것이 중요하겠지요. 그럼 무엇이 좋은 음식이고, 어떤 음식을 찾아 먹어야 할까요? 결론은 장내세균이 좋아하는 음식을 먹어야 한다는 겁니다. 이상하죠? 왜 내가 아닌 장내세균이 좋아하는 음식을 먹어야 할까요? 여기에 답을 하려면 우선 장내세균이 무엇이고, 장내세균이 왜 중요한가에 대해 알아야 합니다.

　　흔히 장내세균, 즉 우리 장 속에 있는 세균이라고 하면 대장균을 떠올릴 겁니다. 대장균 하면 어떤 생각이 드나요? 여름철 식중독, 설사, 구토 등을 유발하는 나쁜 세균으로 생각하지요. 대장균은 위생 상태가 나쁜 곳에서 발견되는 균으로 인식됩니다. 하지만 이런 생각은 일부만 맞습니다. 어떤 음식에 대장균이 있다는 것은 본래 동물의 대장에 있어야 할 대장균이 대변을 통해 그 음식으로 들어갔다는 말이므로 위생 상태가 좋지 않음을 뜻하는 것이 사실이죠. 그러나 대장균은 장내세균의 극히 일부에 불과합니다.

　　장내세균은 우리에게 엄청나게 중요한 균입니다. 수십조 마리의 장내세균이 우리 몸속에서 살아가며 우리의 건강과 면역기능 수행에 아주 중요한 역할을 합니다. 장내세균은 대장에 기생하는 대신 소장에서 내려온 찌꺼기를 분해하고 인체에 필요한 성분을 합성하여 영양분을 공급하는 역할을 합니다. 즉 일반적인 인식과는 달리 인간에게 유익한 균이죠.

장내세균은 어디서 올까요? 대부분 태어나면서 어머니로부터 받게 됩니다. 특히 자연분만 시 산모의 질 속에 있던 세균이 장내세균의 중요한 원천이 되는데, 제왕절개로 태어난 아이는 자연분만으로 태어난 아이들에 비해 장내세균이 적다고 합니다. 모유 수유 과정도 장내세균을 높이는 데 중요하다고 합니다.

우리 장내에는 아주 많은 수의 장내세균이 정상적으로 살고 있습니다. 한 인간 개체가 가지고 있는 세포 수는 약 100조 개인데, 장내에 있는 장내세균의 수효는 정확히는 알 수 없으나 50~100조 개가량으로 추정하고 있으며, 이보다 10배 이상 많다고 주장하는 학자도 있습니다. 여러분 체중에서 1~2킬로그램 정도의 무게를 장내세균이 차지하고 있지요. 한 인간 개체에서 사람의 세포 수와 세균 수의 비율이 얼마인지 정확하게는 알 수 없지만 학자에 따라 1 대 9에서부터 5 대 5에 이르기까지 차이가 많습니다.

최근 영국의 과학 학술지 『네이처』Nature에서 장내세균에 대한 연구 전망을 발표하기도 했습니다. 사실 장내세균의 관한 연구는 이제부터가 시작인데, 연구 자체가 매우 어렵다고 합니다. 장내세균이 장내 환경, 즉 산소와 빛이 없는 환경에서 자라기 때문에 실험실에서 그런 환경을 재현하기 어렵기 때문이죠. 장내세균이 만들어내는 물질을 확인하는 것도 중요한데 이 연구가 제대로 이루어

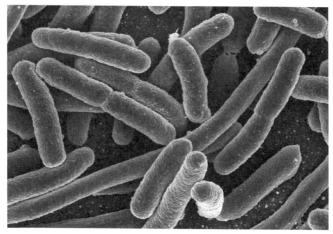
대장균

지면 아마 프로바이오틱스(유산균)를 대체할 방안이 나올 겁니다.

장내세균의 종류는 수천 가지이며 대표적으로는 장구균, 젖산균, 포도상구균, 진균, 살모넬라균, 적리균, 변형균 등이 있습니다. 이중에는 병원성을 띠는, 즉 특정 질병을 일으키는 성질을 가진 것도 있습니다. 하지만 질병을 일으키는 게 장내세균의 주된 역할은 아닙니다. 세균은 그 종류에 따라 하는 일, 인간을 위해 공급하는 영양소 등이 저마다 다양합니다. 이전까지 장내세균은 해로운 침입자로부터 장을 보호하고 비타민을 합성하며 섬유질을 분해하는 역할이 주된 것으로 알려졌습니다. 그러나 최근 들어 새롭게 주목받는 기능들이 아주 많은데, 대표적인 기능을 살펴보면 다음과 같습니다.

우선 인간의 에너지대사를 조절하여 체중 조절에 도움을 줍니다. 또한 장내세균은 면역계를 총괄하는데, 자가면혁질환이나 제1형 당뇨병 등을 예방하는 데 관여한다고 합니다. 특히 사람이 소화하지 못한 잔여물을 재료로 호르몬이나 화학물질을 합성해서 기분, 감정, 식욕 및 건강에 관여하는 화학물질을 만든다고 합니다. 우리가 여러 가지 방법으로 장내세균의 분포를 바꿔주고 균형을 유지해주면 불안이나 우울증을 줄인다는 연구 결과가 나왔으며, 이와 관련된 연구는 아직도 계속되고 있습니다. 아울러 글루텐 알레르기반응이나 과민대장증후군 등을 치료한다는 연구 결과도 있고요.

흥미로운 것은 현대인이 문명 생활을 하면서 장내세균의 수가 계속 줄기 시작했다는 사실입니다. 장내세균의 감소 원인으로 몇 가지 이유를 꼽을 수 있는데, 첫째로 음식물이 옛날 사람들에 비해 극히 제한적이라는 사실입니다. 현대인은 25만여 가지 식물 중 약 2백 가지 이하만 식용으로 사용하는데, 그마저도 주로 열두 가지 식물 위주로 먹고 있습니다. 동물성 음식은 더욱 제한적이어서 주로 다섯 가지 종류의 음식을 먹는다고 해요. 다양한 음식을 먹으며 장내세균에 자극을 줘야 하는데, 우리는 우리에게 익숙한 음식만을 지극히 제한적으로 섭취한다는 거죠.

또한 항생제를 무차별적으로 광범위하게 사용하여 그 결과 장내세균의 수와 분포가 크게 바뀌었습니다. 우리는 치료를 위해 복용하는 항생제 외에도 동물을 사육하거나 양식할 때도 항생제를 많이 사용합니다. 이렇게 무분별하게 사용된 항생제는 간접적으로 우리 몸에 들어오게 됩니다. 우리나라나 유럽에서는 가축에 항생제를 사용하는 것을 금지하고 있지만 아직도 미국을 위시한 여러 나라에서는 항생제 사용을 허가하고 있습니다. 다양한 식품첨가물 역시 장내세균에 해롭습니다. 특히 가공식품에 많이 사용되고 있어서 각별한 주의가 필요합니다.

현대인에게 장내세균의 감소가 무엇을 의미하는지는 아직 속단하기 어려우나 아마도 알레르기나 만성대사성질환의 증가와 관련이 있으리라 추정하고 있습니다. 다시 말해 장내세균과 개체의 면역기능 사이 긴밀한 관련이 있음을 암시한다는 것이죠. 이를 통해 우리는 장내세균이 건강하면 면역기능도 강하다는 사실을 유추할 수 있습니다.

우리 몸의 주인은
누구일까?

우리 몸의 주인은 누구일까요? 이 질문은 지구상 생명체들 중 누가 주인인가 하는 질문과 일맥상통합니다. 대부분의 사람들이 인간이 이 세상의 영장이고 주인이라고 주저 없이 대답할 것이라 생각합니다. 과연 그럴까요?

이런 맥락에서 우리는 세균과 인간의 관계에 대해 다시 한번 생각해볼 필요가 있습니다. 세균이 과연 건강의 적인가 하는 점에 대해서요. 많은 사람들이 세균을 박멸해야 할 대상으로 치부합니다. 하지만 인간이 세균을 완전히 박멸할 수 있을까요? 절대로 못합니다. 인간의 피부에만 약 1조 마리, 소화기관에는 무려 100~400조 마리의 세균이 살고 있어요. 인간의 세포 수보다 많은 세균을 어떻게 박멸할 수 있겠습니까?

인간의 생명 유지에 가장 필수적인 것이 뭐죠? 바로 산소입니다. 인간이 호흡하기에 적당한 산소의 농도, 즉 지구상의 산소 농도를 21퍼센트로 맞춰준 것이 바로 세균입니다. 그런 의미에서 세균은 온갖 생명체의 시조이자 지구상에서 수십억 년을 살아온 원주原主 생물이며, 지구의 주인이라고 말할 수 있습니다. 그러니까 세균은 우리의 적이 아니고 우리가 신세를 지고 있는 소중한 생명체라는 것이죠.

이외에도 세균은 우리 몸에서 아주 중요한 역할들을 수행합니다. 비유하자면 세균은 우리 몸에서 군인과 환경미화원 같은 역할을 하고 있죠. 군사력이 약해지면, 환경미화원이 일을 안 하면 어떻게 될까요? 나라는 외적의 침입을 받고, 온통 쓰레기로 뒤덮이겠죠. 우리 몸의 방어 기능, 즉 면역작용을 돕고 몸에 쌓인 쓰레기를 치워주는 것이 바로 세균입니다. 앞서도 말씀드렸지만 병을 일으키는 세균은 극히 일부입니다. 오히려 대다수 세균은 병과 싸우는 중요한 역할을 하죠.

재미있는 것은 세균들은 수많은 개체가 마치 하나처럼 움직인다는 점입니다. 공동운명체로서 모든 유전 정보를 공유하죠. 새로 들어온 정보가 전체 세균 집단에 퍼지는 것도 순식간입니다. 이와 관련해서 참고할 만한 것이 페스트균입니다. 인류 역사상 가장 많은 사람들을 죽인 흑사병을 일으킨 무시무시한 균이죠. 흑사병의 유행으로 1347년부터 1351년 사이 2천만 명에 가까운 희생자가 생겼고 당시 유럽 인구가 5분의 1로 줄어들었으며 백년전쟁이 중단되기도 했죠. 그런데 놀라운 일이 벌어집니다. 전 세계 인구를 모두 삼켜버릴 듯했던 페스트균이 갑자기 활동을 멈춘 겁니다. 별안간 흑사병이 진화되었어요. 모든 페스트균이 그러기로 합의라도 한 듯이 말이죠. 이게 인류 의학사에서 아직도 풀리지 않은 미스터리입니다. 많은 학자들은 페스트균이 숙주인 인간을 살려서 공존하는 방안을 택한 것이라고 생각합니다. 이렇게 보면 어떻습니까? 우리 몸의 주인이 나인지 몸속 세균인지 잘 모르겠지요?

장내세균이 좋아하는
음식을 먹어라

그렇기 때문에 무엇을 어떻게 먹을 것인가 하는 논의에서도 장내세균 이야기를 빠뜨릴 수 없습니다. 결국 우리의 식생활을 결정하는 데 최우선 기준으로 삼아야 하는 건 음식물의 성분이나 체지방량이 아니고 '장내세균이 좋아하는 음식이냐 아니냐'가 되어야 한다는 겁니다.

흔히들 건강에 좋은 음식으로 채소나 과일 등을 꼽지요. 혹은 우리 몸의 유해산소를 무해한 물질로 바꾸는 폴리페놀 같은 항산화 물질을 먹으라고 하는데, 이것들은 전부 장내세균이 좋아하는 음식이에요. 실제로 영국 정부는 매일 장내세균이 좋아하는 채소와 과일을 다섯 가지씩 먹기를 권장하기도 합니다.

장내세균이 특히 좋아하는 폴리페놀은 우리 몸에서 다양한 작용을 하는데, 이를테면 혈당을 조절하거나 심혈관계 건강에 도움을 줍니다. 면역기능을 항진시키고 염증반응을 완화하며 노화를 느리게 하는 등 수없이 많은 기능을 하죠. 폴리페놀이 많이 들어 있는 음식물로 시금치·브로콜리·당근·올리브껍질 등 채소류와 블루베리·라즈베리·딸기 등 각종 베리류 과일, 그리고 견과류 등이 있습니다. 다크초콜릿이나 커피, 녹차, 레드와인 등 기호식품에도 폴리페놀이 많이 들어 있다고 합니다.

장내세균의
균형을 유지해라

사실 우리가 먹는 음식물은 소화, 흡수되어 혈액으로 가기 전에는 모두 이물입니다. 우리 몸속에 존재하지만 우리 것이 아닌 셈이죠. 따라서 장에서 음식물을 소화, 흡수하는 과정이 매우 중요한데, 우리 몸에 맞지 않는 성분을 흡수하면 두드러기 같은 알레르기 증세를 일으키고 때로는 과민반응을 일으켜 우울증이나 관절통을 유발하기도 합니다. 이러한 반응들은 주로 장내세균의 균형이 깨져서 나타나는 것입니다.

장내세균의 균형을 유지하기 위해 우리는 어떤 습관을 가져야 할까요? 우선 항생제를 장기적으로 투여했을 경우 장내세균의 균형이 무너지기 쉽기 때문에 특별히 관리해야 합니다. 정크푸드는 되도록 피하고 장내세균이 좋아하는 채소와 과일 섭취를 늘리는 것이 좋습니다. 프로바이오틱스를 따로 섭취하는 것도 도움이 되지만 이는 어디까지나 임시방편입니다. 평소에 좋은 습관을 유지하는 것이 중요하겠죠.

연구자들은 집에 정원을 가꾸거나 흙과 접촉하는 시간을 늘리는 것을 적극적으로 권장하고 있습니다. 흙 속에는 우리 몸에 이로운 균이 많기 때문이죠. 집에서 반려동물을 키우면 어린이들의 장내세균 다양성이 높아진다고 합니다. 운동 역시 장내세균의 건강에 아주 중요하며, 가만히 앉아 있는 것은 매우 해롭습니다. 특히 가만히 앉아서 텔레비전을 보며 시간을 보내는 습관, 그것도 간식을 먹으면서 앉아 있는 것은 장내세균에 치명적이라고 해요. 스트레스를 잘 다스리고 줄이는 것도 장내세균 균형 유지에 중요합니다. 적당한 수면을 취하고 섬유질이 많은 음식을 먹는 것도 큰 도움이 되죠.

다시 결론을 말씀드리면 음식의 칼로리나 영양 성분 같은 것들은 다 잊어버리고 장내세균이 좋아하는 음식을 먹으라는 겁니다. 장내세균이 무슨 음식을 좋아하는지는 사람마다 다를 수 있습니다. 장내세균의 분포가 사람마다 다르게 나타나거든요. 따라서 구체적인 양상에 대해서 아주 세세하게는 알지 못하죠.

앞선 예들에서 볼 수 있듯이 씨앗과 채소, 과일 등의 신선 식품을 가공하지 않은 채로 먹는 것이 대부분의 장내세균이 좋아하는 식생활입니다. 일례로 채소가 몸에 좋다고 하는데 구체적으로 왜 그럴까요? 채소는 비타민 등 우리 몸이 꼭 필요로 하는 영양소를 공급하고, 섬유질이 많아 대장운동을 촉진합니다. 이게 결국 장내세균이 살아가기 좋은 환경을 만들죠. 장내세균이 좋아하는 환경을 위해 되도록 첨가물이 적고 원래 식자재의 형태를 알아볼 수 있는 음식을 먹는 것이 좋습니다.

유럽 사람들이 엄청난 예산을 들여서 장내세균에 대해 조사를 했습니다. 현대적 기법으로 장내세균 분포를 조사해본 결과 사람들의 장내세균 분포가 서너 가지로 나뉜다는 사실을 밝혀냈어요. 장내세균의 패턴에 따른 체질, 수명, 또는 특정 질병과의 관계에 대해서도 지속적으로 연구하고 있는데 아직 뚜렷한 결과는 없지만 그래도 분명히 흥미로운 결과가 나올 거라고 기대하고 있습니다.

인간을 네 부류로 나눈다는 관념에는 굉장히 흥미로운 구석이 있습니다. 동서양을 막론하고 이런 전통이 있어왔죠. 일반적으로 혈액형을 A, B, AB, O 네 가지로 나누고, 한의학에서도 체질에 따라 태양, 태음, 소양, 소음 네 가지로 나누죠. 또 서양의학의 선구자라 불리는 히포크라테스는 기원전 466년에 체액을 토대로 인간의 기질을 네 가지로 구분하는 사체액설을 주장했습니다.

옛 그리스인들은 사람이 걸리는 질병을 초자연적인 현상으로 보지 않고 과학적으로 파악하려 했습니다. 질병이 생기는 이유를 자연과학을 바탕으로 이성적으로 접근하려고 한 최초의 이론가는 그리스인이었습니다. 사체액설은 철학자 엠페도클레스의 제자들이 처음으로 주장했는데, 사람의 몸은 냉, 건, 습, 열^{cold, dry, moist, hot}의 성질을 가진 네 가지 체액으로 이루어져 있다는 것입니다. 이 네 가지 체액은 각각 피, 점액, 황담즙, 흑담즙에 해당하며 사람들이 어떤 체액을 중심으로 평형을 이루느냐로 개인의 체질을 구분할 수 있다는 이론입니다. 피는 뜨겁고 습하며, 점액은 차고 습하고, 황담즙은 뜨겁고 건조하며, 흑담즙은 차고 건조한데 이들이 균형 잡힌 상태일 때 건강하다는 것이지요. 한국과 일본에서는 종종 사람의 성격을 혈액형과 관련지어 이야기하는데, 혈액형 역시 네 가지로 나뉘는 점 또한 흥미롭습니다.

건강한 식단
만들기

장내세균이 좋아하는 음식들을 먹으라고 일반화해서 이야기했지만 특별히 면역력을 높이는 음식이라든가 심장에 좋은 음식이라든가 하는 각론적인 내용을 알고 싶어 하는 분들도 있으리라 생각합니다. 건강에 대한 관심은 우리나라만 뜨거운 것이 아니죠. 서양에서도 이런 주제의 책이 엄청 나왔습니다. 면역력을 높이는 음식을 나열한 책도 있고, 심장이나 간에 좋다는 등 특정 장기의 건강에 도움이 되는 음식만 골라서 소개하는 책도 있죠.

우선 면역력을 높이는 음식을 꼽아보자면 과일, 채소, 씨앗, 올리브유, 마늘, 생선, 통곡식, 두유, 두부 등이 있는데요. 이것들의 공통점은 비타민과 미네랄이 풍부하다는 것입니다. 특히 허브가 효과적이라고 하죠.

다음으로 나이 많은 분들이 가장 걱정하는 치매를 예방하는 식품입니다. 치매 예방 식품은 심장에 좋은 식품이기도 한데요. 그 이유는 심장이 건강해야 치매에 걸릴 확률이 낮아지기 때문입니다. 계란으로 대표되는 필수지방산이 있고, 씨앗과 견과류, 청어·고등어·연어 등의 생선, 식물성 기름, 가공 안 된 곡식류, 항산화제·비타민·단백질 등이 풍부한 것들이 대표적인 치매 예방 식품입니다. 심장을 튼튼하게 만들기 위해서 튀긴 음식과 설탕은 가급적 삼가는 것이 좋습니다.

그다음으로 우리 오장육부에서 굉장히 중요한 위치를 차지하는 간 건강을 돕는 음식입니다. 우리 몸에서 해독작용을 하는 간이 지속적으로 부담을 받으면 그 기능이 떨어지고 신체 전반적으로 건강이 나빠집니다. 「간 때문이야」라는 노래도 있는데 실제로 간이 튼튼해야 건강을 지킬 수 있습니다. 간이 놀라운 재생능력을 지녔다는 사실은 다들 알고 있을 거예요. 하지만 간의 재생능력은 섭생攝生을 잘 해야만 생깁니다. 간의 독소를 빼려면 호박씨나 참깨 등의 씨앗류를 섞어서 고루 먹고 시금치, 양파, 파, 배추, 마늘 등의 채소를 먹으면 도움이 됩니다. 특히 라즈베리, 블랙베리 등등의 각종 베리들을 챙겨 먹는 것이 좋다고 합니다.

건강하게 먹으려면 무엇보다도 과일과 채소, 해산물, 올리브유, 마늘 등이 풍부한 지중해식 식단을 하는 것이 좋습니다. 프랑스나 이탈리아 사람들, 즉 지중해 연안에 사는 사람들이 음식을 짜게 먹고 술도 여러 종류로 많이 마시는데 심장병 발병률이 영국이나 미국 사람들에 비해 현저히 낮고 치매 인구 비율도 떨어진다고 합니다. 왜 그런지 그 이유를 알아봤더니 이 사람들이 지중해식 식단을 하더라는 거예요. 그게 심장병 발병률을 낮춘 원인이더라는 겁니다. 그래서 저는 건강을 위한 필수적인 수칙으로 지중해식 식단을 따라 먹으라는 이야기를 늘 하고 있습니다.

술이
건강식품이라고?

주변을 둘러보면 콜레스테롤 때문에 걱정하는 분이 많아요. 콜레스테롤은 한동안 우리나라 사람들의 공공의 적 1호에 해당할 정도로 부정적으로 인식되기도 했는데, 사실 콜레스테롤은 매우 중요한 영양소입니다. 콜레스테롤이 없으면 사람은 죽습니다. 우리 몸에는 남성호르몬, 여성호르몬, 스테로이드호르몬 등 다양한 종류의 호르몬이 필요한데, 이 호르몬들이 다 콜레스테롤로 만들어집니다. 그뿐만 아니라 세포와 지단백질 등을 구성하는 주요 성분이기도 하죠.

이처럼 콜레스테롤이 우리 몸에서 중요한 역할을 하지만 그 수치가 높으면 동맥경화를 일으키는 등 문제가 발생합니다. 적정한 수준의 콜레스테롤을 유지하는 게 중요한데, 현대인이 겪는 문제는 대부분 콜레스테롤 수치가 정상보다 높아서 발생합니다. 따라서 콜레스테롤 수치를 줄일 수 있는 여러 가지 음식들을 같이 섭취해야 합니다. 딸기, 양파, 견과류, 강황, 생선 기름 등이 콜레스테롤 수치를 줄여주는 대표적인 음식입니다. 콜레스테롤 수치를 줄이는 약을 사용하는 것은 별로 권장하지 않습니다만 음식물로 조절이 어려울 정도로 수치가 높으면 약을 복용해야겠지요.

콜레스테롤 수치도 낮춰주고 심장병 발병률도 줄여주는 음식물 중에 술과 물이 늘 포함됩니다. 제가 좋아하는 식습관은 식사할 때 포도주 한두 잔을 곁들여 마시는 건데, 이게 굉장히 중요합니다. '프렌치 패러독스'French paradox 라고 해서, 프랑스 사람들이 지방 함량이 높은 식단을 유지하는데 상대적으로 심장병에 덜 걸리는 주요 원인이 매일 적포도주를 마시기 때문이라는 연구 결과가 있습니다.

와인이 건강에 어떻게 좋은가에 대한 연구가 정말 많습니다. 심장병은 물론, 암을 예방하는 데도 효과가 있다고 합니다. 간에도 좋고 골다공증 예방에도 효과가 있다는 등 긍정적인 기능이 참 많습니다. 적포도주에는 천여 가지 성분이 들어 있는데, 건강보조제로도 먹는 항산화제 역시 다량 포함되어 있습니다.

와인에 대해서 논하자면 이야깃거리가 무척이나 많은데 문제는 값이 비싸다는 거예요. 저는 그동안 와인에 대한 연구를 계속해왔습니다. 와인이 어떤 특성을 가지고 있고 어떻게 좋은가에 대해 자신 있게 말할 수 있죠. 그런데 문제는 우리나라에서는 와인 값이 비싸서 이런 이야기를 하다가는 몰매 맞기 딱 좋다는 거예요. 돈 많은 사람들이나 마시는 건데 그걸 어떻게 자주 마시느냐는 푸념을 듣기 좋죠. 와인을 돈으로 생각하지 말고 건강에 얼마나 도움이 되는가를 생각해보자는 겁니다.

와인은 부자들이나 특권층만 마시는 사치품이라는 인식이 있어 전 세계에서 세금을 가장 높이 매기는 나라가 우리나라입니다. 그래서 와인을 수입할 때 와인 수입가의 70퍼센트를 세금으로 매깁니다. 그러니까 가격이 엄청나게 뛰겠지요. 희한한 점이 또 있는데, 와인을 수입한 사람은 소비자에게 직접 팔 수 없는 규정을 만들어놨어요. 따라서 수입 와인은 반드시 도소매상을 거쳐야 하며, 이 과정에서 값이 몇 배가 더 뛰게 됩니다. 자연히 소비자들에게는 비싼 가격으로 되돌아오죠. 와인을 마시는 것이 건강에 도움이 된다면 우리 정부도 이제 와인을 사치품이 아닌 국민 건강식품으로 생각하고 정책을 바꿔야 합니다.

오늘 저녁에는 다들 와인 한 잔씩 앞에 두고 건배해보면 어떨까요? 우리는 건배사를 거창하게 하는데, 그 어떤 건배사보다 프랑스 사람들이 쓰는 이 건배사가 최고의 건배사라고 생각합니다. "당신의 건강을 위해서 건배합니다."

알아두면 좋은
술의 상식

술은 중독성물질이기는 하지만 인류에게 아주 중요한 기호식품이면서 때때로 약이 되기도 합니다. 약이 된다는 건 약리작용으로 인해 좋은 효과가 있다는 뜻이지만 반대로 부작용도 있을 수 있다는 걸 의미하지요. 술 또한 여기에 해당됩니다. 우리는 전 세계에서 내로라하는 애주가들인데, 술에 대한 기본 상식이 조금 부족한 것 같습니다. 그리고 이렇다 할 고유의 술 문화가 없어 이런 것들을 깊이 있게 이야기하는 자리가 더 많이 생기면 좋겠습니다.

술은 크게 증류주와 발효주로 나눕니다. 증류주는 일반적으로 도수가 높은 술을 말합니다. 1차 발효된 양조주를 다시 증류해 도수를 높여 만들지요. 발효주는 곡류를 발효한 술로 대개 알코올 함량이 15도 이하인 것을 말합니다.

중국에 술의 종류가 무척 많죠. 중국에서는 술을 백주, 황주, 약주, 과주, 비주啤酒(맥주)로 분류해 이야기합니다. 우리나라 사람들이 특히 좋아하는 중국의 명주로 우량예五粮液(쓰촨성), 루저우라오자오瀘州老窖(쓰촨성), 홍화랑紅花郎(쓰촨성), 젠난춘劍南春(쓰촨성), 수이징팡水井坊(쓰촨성), 멍즈란夢之藍(장쑤성), 마오타이茅台(구이저우성) 등이 있습니다. 산지가 대부분 쓰촨성과 구이저우성인데 그 이유는 바로 인접해 있는 두 성 사이에 좋은 강이 하나 흐르기 때문입니다. 그 강물이 술맛을 결정하기 때문에 거기서 대부분의 명주가 나옵니다.

중국술을 꺼려 하는 사람들은 대부분 가짜 술에 속을까 염려되어 그런 것 같습니다. 제가 가짜 술을 피하기 위해 쓰는 방법은 중국술 중에 대만산을 마시는 겁니다. 대만산 술 중 진먼金門고량주라는 술이 유명한데 알코올 함량이 무려 58도입니다. 이걸 마시면 술이 식도를 타고 내려가는 감각을 그대로 느낄 수 있습니다. 이술은 숙취가 전혀 없이 깨끗합니다.

일본술도 한번 살펴볼까요? 흔히 니혼슈日本酒, 혹은 사케라고 하는 일본의 전통술은 종류가 약 1만 2천 가지나 됩니다. 사케는 일본의 대표적인 술로, 쌀을 발효해서 만듭니다. 일본의 유명한 사케 산지 역시 물이 좋은 곳, 쌀이 좋은 곳입니다. 술맛을 결정하는 가장 중요하면서도 기본적인 요소는 물입니다. 물이 좋으면 쌀이 좋고, 좋은 쌀로 만든 술이 맛있는 법이지요. 일본의 유명한 사케들은 대개 물이 좋은 곳에서 나오고, 술을 담그는 데 사용한 쌀 품종까지 밝힙니다. 그런 일본 명주들은 주로 니가타현에서 많이 나옵니다. 니가타현 하면 쌀이 좋기로 유명한데, 태평양 쪽에 있는 일본의 높은 산 위에 내린 눈이 녹아 흐른 물로 농사를 짓는다고 합니다. 우리나라에서 물 좋고 쌀 좋은 데를 꼽아보자면 경기도 이천이 있습니다. 그래서 국내산 맥주는 대부분 이천의 물로 만들었고, 지금도 맥주 공장이 있다고 하죠.

일본 소주도 아주 유명합니다. 원래 일본에는 소주가 없었는데, 우리 진로 소주가 일본에서 인기를 끌다 보니 소주를 주조하게 된 겁니다. 쌀로 만든 소주, 보리로 만든 소주, 고구마로 만든 소주 등 종류는 다양합니다. 일본은 술의 품질 관리를 아주 철저히 하고 있는데, 불행하게도 한국은 그렇지 않습니다. 한국의 소주는 곡식을 발효해서 증류한 게 아니고 양조알코올인 주정酒精을 희석해서 감미료를 첨가한 희석식 소주죠. 이건 상표에 상관없이 동일합니다.

우리나라에도 청주나 전통주가 있지만 제대로 특성화·표준화되어 있지 않습니다. 단적인 예로 지금까지 우리나라 전통주를 정부의 어느 부처에서 관리해왔는지 알고 있나요? 어디서 관리해야 할까요? 원칙대로라면 식약처에서 관리해야겠죠. 사람이 먹는 식품이니까요. 그런데 불과 몇 년 전까지만 해도 전통주를 국세청에서 관리했습니다. 국세청에서 과연 식약처만큼 술의 성분에 신경 쓸 수 있었을까요? 조금 과장하여 말하자면 술에 부과된 세금만 잘 걷으면 됐지, 그걸 먹고 탈이 나건 어쩌건 크게 상관하지 않았다는 겁니다.

이런 이유 때문에 국세청에서 세금은 많이 거두었을지 모르지만 좋은 술을 만드는 문화, 좋은 술을 즐기는 문화는 죽었습니다. 술을 제대로 만들지도 않죠. 1963년에 쌀로 술을 만드는 것을 금지했거든요. 제가 대학생이던 때인데, 그때 쌀이 모자라서 쌀로 술을 만드는 것을 전면 금지했습니다. 막걸리고 뭐고 전부 다요. 그래서 탄생한 게 고구마로 만든 주정을 사용하는 희석식 소주입니다. 지금은 쌀이 남아도 그걸로 소주를 만들지 않죠. 단가를 맞춰야 하니까요. 지금부터라도 제대로 된 술을 만들어야 하는 것 아닌가 싶습니다.

맥주에 대해서도 간단히 이야기해볼까요? 요즘 국내에서도 세계 여러 나라의 맥주를 맛볼 수 있게 되었는데, 맥주도 종류가 많습니다. 낮은 온도에서 숙성해서 만드는 라거도 있고, 실온에서 발효해서 만드는 에일도 있죠. 그런데 상당수의 수입 맥주는 오리지널 맥주의 원액을 사다가 물을 타서 판매하기 때문에 맛이 덜합니다. 예를 들어 기네스 흑맥주를 우리나라에서 마시면 거품이 금방 사라져버립니다. 원액에 탄 물이 다르기 때문에 그렇습니다.

위스키를 좋아하는 분도 많죠. 그런데 위스키의 뜻은 알고 마셔야 합니다. 위스키라는 말은 생명수water of life라는 뜻의 스코틀랜

드게일어 '위스게 바하'uisge beatha와 아일랜드게일어 '위스케 바하'uisce beatha에서 유래되었다고 합니다. 위스키와 발음이 비슷하죠? 추운 지방에 사는 사람들에게는 알코올이 추위를 잊게 해주고, 순식간에 칼로리를 섭취해서 생명을 유지하는 데 아주 중요한 역할을 합니다. 그래서 추운 지방의 사람들에게는 알코올이 말 그대로 생명수가 되었습니다. 그 대신 그만큼 알코올중독자도 많죠.

위스키 또한 물이 술맛을 결정합니다. 위스키 이름 중에 '글렌'glen이라는 명칭이 붙어 있는 것이 많습니다. 글렌은 골짜기라는 뜻으로, 위스키 이름에 있는 글렌은 위스키 물을 만드는 골짜기의 이름을 뜻하죠. 물이 그만큼 중요하다는 거예요.

몰트위스키는 보리를 원료로 만드는 위스키고, 버번위스키는 옥수수로 만드는 위스키입니다. 스카치위스키는 몰트를 발효해서 증류하는데, 토탄이라는 석탄의 한 종류를 태워서 증류합니다. 우리나라에서 옛날식 소주를 증류할 때는 장작을 때서 소주를 만들었기 때문에 그 소주에서는 재 냄새가 나곤 했지요. 그럼 토탄을 태워서 증류한 위스키에는 토탄 냄새가 날까요? 그렇습니다, 스카치위스키에서는 토탄 냄새가 난답니다.

프랑스에서 나오는 브랜디라는 술도 있는데, 이건 과일즙이나 포도주를 증류해서 만드는 술입니다. 코냑 지방에서 나오는 술은 코냑으로, 알마냑 지방에서 나오는 술은 알마냑으로 불리죠. 프랑스에서는 이런 술들을 일반적으로 '오드비'eau de vie라고 부르는데,

직역하면 바로 생명수라는 뜻입니다. 그러니까 술이라는 건 역사적으로 보면 알코올중독자를 만드는 해로운 점도 있었지만 많은 생명을 구한 생명수이기도 했다는 거죠.

또 칵테일이라는 술이 있습니다. 칵테일은 싼 술을 근사하게, 맛있게 마시기 위해 만든 것입니다. 그러니까 좋은 술은 절대로 칵테일의 베이스로 쓰이지 않습니다. 진이나 보드카, 럼 같은 싼 술을 맛도 좋고 보기도 좋게 해서 마시는 술입니다. 우리나라 폭탄주도 이것과 비슷하죠.

인체의
70퍼센트는 물

인체에서 매우 중요한 것 중의 하나가 물입니다. 물은 우리 몸의 70퍼센트를 차지하고 있습니다. 사람은 일주일 동안 밥을 먹지 않아도 살 수 있지만 물을 마시지 않으면 죽습니다. 왜냐하면 생명체에서 일어나는 모든 현상이 물을 필요로 하고, 특히 대사활동의 결과로 생기는 노폐물 배설을 위해서는 물이 필수적이기 때문입니다. 우리 혈액에 쌓인 노폐물은 신장에서 걸러집니다. 신장에서 걸러진 노폐물은 오줌이라는 형태의 물을 통해 배설되기 때문에 오줌을 통해 물이 배설되는 만큼 다시 물을 보충해야 합니다. 기타 대변이나 피부를 통해 나가는 수분도 보충해주어야 하고요. 물은 음식물이나 식수를 통해서 공급할 수 있는데, 이론상으로는 몸에서 빠져나간 양만큼만 채워주면 되지만 좀 더 원활한 수분대사와 노폐물 배설을 위해서는 그보다는 많이 마시는 게 좋습니다.

사람들은 물을 많이 마셔야 한다고 이야기합니다. 사실 의학적으로 보면 배출하는 양만큼만 물을 마시면 충분합니다. 그런데 많은 이들이 물을 무조건 많이 마시라고 하고, 심지어는 의사들 중에도 그렇게 이야기하는 사람들이 있습니다. 예컨대 하루에 1.2리터에서 2리터 정도의 물을 마시라고 말이죠. 이 양은 대사를 위해 꼭 필요한 물의 양보다는 많습니다. 그런데 왜 이렇게 많은 양의 물이 필요한지에 대해 아무리 조사를 해봐도 의학적으로 증명된 게 없어요. 물을 과하게 마시는 것이 꼭 좋다는 근거는 없습니다. 사람들이 경험상, 또는 여러 가지 이유로 '물을 좀 더 마셔서 나쁠 건 없으니까 무조건 넉넉히 마셔라' 하고 이야기하는 거죠. 저도 종종 그렇게 이야기하곤 했습니다만 사실 이에 대한 뚜렷한 기준이나 과학적인 근거는 없습니다.

사람이 하루에 대소변으로 배출하는 물의 양은 1.5리터 정도입니다. 물이 지나치게 부족하면 탈수 현상이 옵니다. 갈증 유발을 넘어서서 혈액이 농축되거나 순환계질환이 생기기도 하고, 심하면 의식을 잃는 지경에 이르기도 하죠. 반대로 물이 지나치게 많아도 신장기능에 장애를 일으키는 등 문제가 생길 수 있습니다. 따라서 물은 필요한 만큼만 적당히 마시는 게 좋습니다.

다만 여기서 이야기하는 물은 다른 무언가를 첨가하지 않은 순수한 물을 말합니다. 그냥 물이 아닌 소위 소프트드링크라고 칭하는 스포츠음료, 콜라, 주스는 오히려 몸에 좋지 않아요. 칼로리가 없는 제로 칼로리 음료들 역시 몸에는 해롭습니다. 제로 칼로리 음료는 당을 제거하기 위해 화학적 방법을 쓰기 때문입니다. 일부 연구자들은 제로 칼로리 음료가 오히려 당뇨병을 더 잘 일으킨다는 충격적인 결과를 발표하기도 했습니다. 카페인이 없는 디카페인 커피도 좋지 않습니다. 카페인을 제거하기 위해서 여러 가지 화학 공정을 거쳤기 때문이지요. 첨가물이 들어 있는 음료수나 커피는 결코 물을 대체할 수 없습니다. 그러니 이런 음료를 너무 많이 마시는 것은 좋지 않습니다.

서울시에서는 마실 수 있는 수돗물 '아리수'를 제공합니다. 그런데 사람들은 식수로 수돗물보다는 미네랄워터나 끓인 물을 더 선호합니다. 수돗물과 식수는 맛이 다른데, 물을 끓이면 물에 녹아 있던 기체 성분이 날아가 버립니다. 그래서 맛이 달라지지요. 오염이 의심되는 지역에서는 물을 꼭 끓여 마셔야 합니다. 몸에 해로운 박테리아를 죽이는 살균효과가 있으니까요. 흔히들 다른 불순물이 하나도 없는 순수한 물이 가장 좋다고 생각할지 모르겠지만 꼭 그렇지는 않습니다. 저도 그렇고 많은 의학자들이 물에 대한 실험을 하면서 순수한 증류수나 이온 정화수를 많이 만들어 마셔봤는데, 그걸로 커피를 타 마시거나 차를 타 마시면 맛이 없어요. 정화

수는 그냥 순수한 물일 뿐, 마시기에는 적당하지 않은 거예요.

물의 역사는 아주 복잡합니다. 인류 역사를 물로 해석하는 책도 나왔을 정도로 물에 대한 이야기는 무궁무진해요. 인류 문명의 발달이 모두 물과 연관이 있기 때문입니다. 제가 볼 때 앞으로는 물이 석유 이상의 엄청난 자원이 될 겁니다.

심혈관계질환을
예방하는 습관

급작스럽게 추위가 찾아오면 혈관이 수축하면서 급성심근경색, 뇌졸중 같은 질병이 생길 확률이 높아집니다. 이런 질병으로 돌연사를 하는 사람들 대다수가 심뇌혈관 질환을 앓고 있죠.

급성심근경색증은 피덩어리인 혈전에 의해 관상동맥이 막히는 동맥경화 때문에 발생합니다. 동맥이 막히면 혈액이 원활하게 흐르지 못해 심장근육이 괴사하는 질병이죠. 그렇다면 동맥경화는 왜 생길까요? 여러 합병증을 일으키는 고지혈증, 고혈압, 당뇨병 등이 심혈관계에도 나쁜 영향을 끼치며, 흡연과 운동부족, 음주 같은 평소 잘못된 생활습관도 위험 요인입니다. 비만인 경우도 문제가 되고요.

이런 심혈관질환이 위험한 이유는 증상이 뚜렷하지 않아 자기가 환자인지 모르고 일상생활을 하는 경우가 많기 때문입니다. 특히 급성심근경색증의 치사율은 계속 증가하는 추세인데, 자신의 질병을 인지하는 환자는 전체의 절반 수준에 머물고 있습니다.

따라서 평소 고혈압이나 당뇨병을 앓고 있다면 자신의 몸 상태를 늘 확인해야 합니다. 고혈압과 당뇨병에 대한 교육과 상담을 제공하는 보건소도 있으니 방문하여 상담을 받는 것도 합병증을 막는 좋은 예방법이죠. 무엇보다 평소 생활습관에 주의를 기울여야 합니다. 급성심근경색을 예방하기 위해서는 반드시 금연해야 하며, 술을 줄여야 합니다. 평소 싱거운 음식을 찾아 먹고 채소와 생선을 충분히 섭취하는 건강식을 해야 합니다.

제 전공인 심장에 대해 조금 자세하게 설명하겠습니다. 우선 결론부터 이야기하자면 심장 건강을 위해서는 오메가3나 비타민D를 많이 섭취하는 것이 좋습니다.

오메가3 지방산은 혈중 콜레스테롤 수치를 떨어뜨리고 혈압을 낮춥니다. 동맥 탄력성을 강화하고 심장박동을 규칙적으로 유지하는 데도 도움을 줍니다. 그래서 미국 심장학회를 비롯한 각국 정부에서는 오메가3 지방산을 섭취하도록 권고하고 있습니다. 오메가3는 주로 호두·땅콩 등 견과류와 참치 등의 생선에 많이 들어 있습니다.

비타민D는 햇볕을 잘 쬐면 우리 몸에서 만들어집니다. 중성지방, 콜레스테롤 등을 낮추는 효과가 있어 비만을 예방하고 고혈압이나 뇌졸중 등의 심뇌혈관질환 발병률을 낮춰주지요. 내과 의사들은 비타민D 섭취를 적극 권장합니다. 사실 매일 하루에 30분에서 1시간 정도 햇볕을 쬐면 비타민D가 합성되기 때문에 굳이 따로 먹지 않아도 되지만 도시에 사는 현대인이 그만큼 햇볕을 쬐기가 쉽지 않죠. 미세먼지 같은 환경적인 문제만 없다면 아침에 햇볕을 받으면서 30분에서 1시간 정도 걷는 것이 심혈관계 질병을 예방하는 최선의 비타민D 섭취법이자 운동법입니다. 등푸른생선, 간, 달걀, 치즈 등에도 비타민D가 많이 들어 있습니다.

그리고 제가 누차 강조하는 과일, 식물성 기름, 마늘, 와인 등으로 구성된 지중해식 식단이 아주 좋습니다. 와인에 대해서 반대 의견을 내는 의사들도 많지만, 영국의 어느 병원에서는 심장병 환자들에게 저녁 식사마다 포도주를 한 잔씩 곁들여 마시라는 처방을 내리기도 합니다. 저는 따로 처방받지는 않았지만 집에서 스스로 마시고 있지요.

또 되도록 혈당부하지수glycemic load(이하 GL지수)가 낮은 음식을 챙겨 먹어야 합니다. 혈당지수glycemic index(이하 GI지수)는 들어봤는데, GL지수는 또 뭔가 싶은 분들이 있을 겁니다. 우선 GI지수란 어떤 음식물을 섭취했을 때 혈당치가 상승하는 속도를 수치로 나타낸 것, 즉 섭취한 음식물이 소화, 흡수 과정을 거쳐 포도당으로 변하는 데 걸리는 시간을 말합니다. 따라서 GI지수가 높다는 것은 혈당을 그만큼 빨리 높인다는 것, 결국 소화, 흡수가 빠르다는 뜻이죠. 그래서 혈당에 민감한 당뇨 환자나 체중 관리를 하는 분들이

GI지수에 집중하는데, 그보다 중요한 것이 GL지수입니다.

GL지수는 일반적으로 섭취하는 음식물의 탄수화물 양까지 고려한 값입니다. 예를 들어 수박의 경우 GI지수는 높으나 물이 대부분이기 때문에 우리가 보통 먹는 양을 생각하면 GL지수는 매우 낮아집니다. 따라서 GI지수보다는 GL지수가 실제 식생활에 더 유용한 값이라고 할 수 있습니다. GL지수가 낮을수록, 즉 음식물이 포도당으로 천천히 변할수록 우리 몸도 천천히 영향을 받습니다. 췌장은 혈당을 세포로 운반하는 데 도움을 주는 인슐린을 분비하는데, GL지수가 낮으면 천천히 조금씩 분비해도 되기 때문에 무리가 없습니다. 반면에 GL지수가 높으면 인슐린도 빨리, 많이 나와야 하므로 췌장이 과부하에 걸려 문제가 발생하거나 금방 허기를 느껴 비만이 되기 쉽습니다. 대개 건강식이라고 하는 음식은 GL지수가 낮습니다. 실제로는 매번 섭취량을 산정하기 어렵기 때문에 음식물의 GI지수로 판단을 하지만 항상 섭취량, 즉 GL지수를 고려해야만 건강하게 혈당을 관리하고 심혈관계질환도 다스릴 수 있습니다.

영국의 유명한 의사 마이클 모슬리Michael Mosley 박사는 위장관을 여행하는 카메라를 직접 삼키고 그 후의 진행 상황을 공유하는 실험을 했습니다. 박사는 영국 런던 자연사박물관의 대형화면을 통해 카메라의 위장관 내 여행을 시민들과 함께 보며 그 결과를 정리했는데, 우리가 알고 있던 사실을 영상으로 직접 확인하는 훌륭한

표5. 식품별 GI지수와 GL지수

식품 정보	GI지수 (포도당=100)	1회 섭취량(g)	1회 섭취량 당 함유 당질 양(g)	GL지수
대두콩	18	150	6	1
우유	27	250	12	3
사과	38	120	15	6
배	38	120	11	4
밀크초콜릿	43	50	28	12
포도	46	120	18	8
쥐눈이콩	42	150	30	13
호밀빵	50	30	12	6
현미밥	55	150	33	18
파인애플	59	120	13	7
페이스트리	59	57	26	15
고구마	61	150	28	17
아이스크림	61	50	13	8
환타	68	250	34	23
수박	72	120	6	4
늙은 호박	75	80	4	3
게토레이	78	250	15	12
콘프레이크	81	30	26	21
구운 감자	85	150	30	26
흰밥	86	150	43	37
떡	91	30	25	23
찹쌀밥	92	150	48	44

자료: 대한당뇨병학회[10]

시도였지요.

이 연구를 통해 먹은 음식의 종류에 따라 위를 거쳐 소장에 도달하는 시간에 큰 차이가 있음이 드러났습니다. GL지수가 높은 주스류, 감자칩, 파스타, 쌀밥, 빵 등은 비교적 빨리 소장에 도달하여 혈당을 크게 높인다는 것을 알 수 있었습니다. 반면 GL지수가 낮은 채소와 살코기 등은 오랫동안 위에 머물러 있다가 소장에 천천히 도달하여 흡수 속도도 느리다는 사실을 확인했죠. 이런 음식들은 혈당을 높이는 효과가 매우 느려 비교적 췌장에 부담을 덜 준다는 것을 보여주었습니다.

GL지수에 집착하지 않더라도 일상생활에서 혈당을 자연스럽게 낮추는 방법도 있습니다. 우선 꾸준한 운동이 필요하죠. 잠깐이라도 가볍게 운동을 하면 올라갔던 혈당 수치가 다시 내려갑니다. 물론 꾸준한 운동이 가장 효율적이겠죠. 일반적으로 근력운동을 하면 혈당이 일시적으로 높아지긴 하지만 결과적으로 근육량을 늘리기 때문에 포도당을 효율적으로 소모하게 되니 근력운동도 병행하는 것이 좋습니다.

잠을 충분히 자면 인슐린저항성을 줄이는 데 도움이 됩니다. 인슐린저항성이 낮아지면 인슐린이 포도당을 세포 내로 이동시켜 연소하는 기능을 제대로 수행할 수 있죠. 수면부족과 고혈당은 서로 계속 영향을 주고받습니다. 혈당이 높으면 숙면을 하기 어렵고, 그래서 잠을 제대로 자지 못하면 다시 혈당이 올라가는 식이죠. 이런 경우 수면 환경에 더욱 신경을 쓰고, 잠들기 전에는 카페인이 든 음료를 삼가야 합니다.

　마지막으로 탄수화물 섭취를 줄이면 혈당을 낮추는 효과가 있습니다. 탄수화물은 당으로 구성되어 있기 때문에 일반적으로 섭취량이 늘어나면 자연스레 혈당도 높아집니다. 고밀도 탄수화물은 최대한 줄이고 저밀도 탄수화물을 섭취하면 혈당이 올라가는 속도를 어느 정도 늦출 수 있습니다. 채소, 과일, 견과류, 지방이 없는 살코기 등이 혈당 관리에 좋습니다.

심장병의 발병 위험을
높이는 요인들

　　　　　　　　　　심장병의 원인을 정확히 규명하긴 어렵지만, 심장병을 일으키기 쉬운 위험 인자들은 몇 가지 꼽아볼 수 있습니다. 대표적으로 흡연, 운동부족, 과음, 비만, 고혈압이나 고지혈증 가족력 등이 있습니다. 또한 심리적 요인, 가난, 교육 수준, 그리고 미세먼지를 비롯한 공해 등이 알려져 있습니다. 특히 나쁜 식습관이나 오랜 시간 텔레비전을 보는 생활습관 등도 혈관 및 심장 건강에 악영향을 끼칩니다.

　그밖에 심장병 발병 위험을 높이는 뜻밖의 요인들도 있습니다. 먼저 12세 이전에 시작하는 생리입니다. 1920, 30년대만 해도 여성들의 초경 시기가 대략 17세 전후였는데 요즘은 그 시기가 굉장히 빨라졌죠? 최근에 조사된 바에 따르면 요즘 여자아이의 평균 초경 시기가 11.5세라고 합니다. 그보다 더 빠른 성조숙증 문제도 심각하고요. 12세 이전에 시작하는 첫 생리가 심혈관에 안 좋다고 했는데, 평균적으로 보면 요즘 여자아이들 대부분이 이런 위험성을 안고 있다는 겁니다. 일반적으로 생리를 일찍 시작하는 여성의 경우 폐경기도 일찍 올 가능성이 높고 폐경기 이후에는 심혈관질환에 걸릴 확률이 급격히 높아지는데, 이는 여성호르몬의 보호효과가 없어지기 때문입니다. 호르몬의 보호효과가 사라지면 비만이 되기 쉽고, 비만의 부작용으로 동맥경화가 빨리 와서 심장질환에 걸릴 위험이 높아진다고 합니다.

다이어트 목적으로 약을 복용하는 것도 심장에 굉장한 무리를 줍니다. 약에 따라 차이는 있지만 부작용으로 신경증, 갑상선 기능 항진증, 빈맥, 고혈압 등이 생길 수 있습니다.

심한 독감 역시 심장에 해롭습니다. 독감은 신체의 면역력을 떨어뜨려서 만성질환, 특히 천식 같은 폐질환이나 관상동맥, 심부전 등 심장질환을 더욱 악화합니다.

그다음 심장병의 주요 원인으로 꼽는 것이 심리적인 요인들입니다. 지독한 외로움, 어릴 때 학대당한 경험, 실연의 아픔 같은 것들이 모두 심장 건강에 부정적인 영향을 미칩니다. 얼핏 의아하게 생각할 수도 있지만 심장이란 말 그대로 마음을 가지고 있는 장기이기 때문에 그렇습니다.

심장이 마음과 관련된 것임을 보여주는 예가 심장 이식 수술을 받은 환자들의 변화입니다. 실제로 심장 이식 수술을 받은 사람 중 성격이나 습관이 완전히 바뀌는 사례가 있습니다. 심장을 이식해준 사람의 성격대로 바뀌는 것이죠. 의학계에서 아직도 풀리지 않은 미스터리 중 하나입니다. 그렇게 보면 지금 우리가 알고 있는 지식이 전부가 아니라는 것, 아직도 모르는 게 너무 많다는 것을 느끼게 되죠.

극심한 스트레스 역시 심장에 해롭습니다. 지금까지 한국인들의 경우 극도의 스트레스를 받으면 주로 소화기 계통에 문제가 생겼습니다. 큰 시험 앞두고 변비나 설사로 고생한 경험들이 있지 않습니까? 스트레스로 인한 소화기질환은 한국을 포함한 동양인들의 특징으로 알려졌습니다. 반면 서양 사람들은 소화기 문제를 거의 겪지 않습니다. 실제로 서양 약국에 가보면 소화제가 별로 없습니다. 소화제를 가장 많이 먹는 나라가 바로 한국, 일본, 중국입니다. 서양 사람들은 스트레스를 받으면 심장에 문제가 생깁니다. 일종의 문화적 차이죠. 그런데 근래에는 우리에게도 스트레스가 심장질환으로 발현되는 경우가 많이 생겼습니다. 서구화된 식습관과 생활습관 때문에 그런 게 아닌가 추측할 뿐이죠.

식탁 위의
천적들

그렇다면 피해야 할 나쁜 음식은 대체 어떤 걸까요? 우선 장내 균형을 무너뜨리는 음식이 나쁘겠죠. 장내 균형을 무너뜨리는 데 가공식품이 큰 영향을 미칩니다. 따라서 가공을 많이 해서 원료가 무엇인지 알 수 없을 만큼 형태가 변형된 음식은 되도록 먹지 않는 게 제일 좋습니다. 이런 음식들이 장내 균형을 깨는 가장 큰 이유는 장 점막의 기능을 떨어뜨리기 때문입니다. 장 점막은 말 그대로 소장과 대장을 뒤덮고 있는 점막세포를 말하는데요. 물리적인 장벽을 형성하여 섭취한 음식물이 그대로 흡수되어 혈액 속에 들어가는 것을 막아주고, 해로운 물질의 침입에 대비하는 방어막으로서 면역기능을 수행하고 있습니다. 평소에는 이 점막이 빽빽한 장벽을 이루고 있는데 여러 가지 원인에 의해 장벽이 허물어지는 경우가 발생합니다.

가장 흔한 원인은 흡수해서는 안 되는 나쁜 음식이나 물질을 섭취하는 것이죠. 이때는 장 점막에 염증이 생기거나 두드러기 같은 반응이 나타나기도 합니다. 이러한 염증반응이 오래 지속되면 점막의 기능이 떨어져서 속쓰림, 더부룩함, 발진, 심지어는 관절통, 비만, 우울증으로까지 발전하게 됩니다. 따라서 이런 증상이 있다면 자기가 혹시 먹지 말아야 할 것을 먹은 게 아닌지 살피고 섭취하는 음식물에 각별히 유의해야 합니다.

과도한 술과 커피, 탄산음료 등이 나쁘다는 건 당연히 모두 알 겁니다. 물론 과도할 경우에 해당합니다. 적당량은 좋은데 과도한 건 나쁘다는 이야기죠. 제가 계속 가공된 음식이 나쁘다는 말을 했는데, 주스나 탄산음료 외에 술에도 설탕이나 다른 첨가물이 많이 들어가기 때문에 특히 신경 써야 합니다. 그런데 한국에서는 첨가물 표기가 부실한 편이어서 그것들을 골라내기가 쉽지 않죠.

일례로 제가 의과대 학생 시절 소주 공장을 방문했다가 놀란 적이 있습니다. 지금은 그렇지 않겠지만 당시에는 소주를 만들 때 공업용 인공감미료를 거의 들이붓다시피 했습니다. 자, 지금 한국에서 소주 한 병 값이 얼마나 되나요? 마트에 가면 천몇 백 원이면 사죠? 그중 원료값은 얼마나 될까요? 아마 2~3백 원 정도일 겁니다. 이렇게 적은 돈으로 제대로 된 술을 만들 수 있을까요? 그럴 수 없죠. 그래서 소주 원료 대부분은 국산이 아닙니다. 질 좋은 국산 제품을 써서는 그 가격에 맞출 수가 없어요. 사람들이 잘 먹지 않는 식물 뿌리 같은 걸 수입해서 알코올발효를 통해 주정을 만들고, 거기에 물을 타서 파는 겁니다. 그래서 저는 감미료나 첨가물이 지나치게 많이 들어간 소주를 마시지 않습니다.

건강을 위협하는
미네랄?

건강한 식생활에 꼭 필요한 요소로 미

네랄을 꼽죠. 그런데 미네랄 중에서도 먹어서는 안 되는 해로운 미네랄이 있다는 사실을 알고 있나요? 우선 미네랄이 무엇인지에 대해 이야기하겠습니다. 미네랄이라고 하면 대개 미네랄워터를 떠올릴 텐데요. 미네랄워터는 칼슘, 마그네슘, 칼륨 등의 광물질이 미량 함유되어 있는 물을 뜻합니다. 그렇다면 미네랄이란 칼슘, 마그네슘, 칼륨 등의 광물질을 뜻하겠죠. 그렇습니다. 미네랄은 광물, 광석, 무기물이란 뜻으로 무기질이라고도 합니다. 무기물에 대해서는 과학시간에 배우지요. 돌이나 흙을 구성하는 광물에서 얻을 수 있는 물질로, 탄소를 포함하지 않는 양분을 바로 무기물이라고 합니다. 어떤가요? 미네랄이라고 했을 때는 단순히 몸에 좋은 어떤 물질 같았는데, 그 정의를 파고들다 보니 함부로 먹어서는 안될 것 같지요?

실제로 그렇습니다. 우리가 흔히 섭취하는 미네랄 중에는 인체에 나쁜 영향을 미치는 경우가 적지 않습니다. 대표적인 예가 알루미늄입니다. 음료수 캔이나 포일을 만들 때 쓰는 은백색의 가볍고 무른 금속이죠. 알루미늄 섭취에 유의해야 한다고 말하면 대부분의 사람들이 알루미늄을 왜 먹느냐고 생각할 텐데, 사실 많은 이들이 알루미늄을 먹고 있습니다. 흔히 위산으로 인해 속이 쓰릴 때 먹는 제산제에 알루미늄이 많이 들어가 있기 때문이죠. 다행히도 대부분은 체내에서 걸러지기 때문에 섭취가 허용되지만, 알루미늄이 신경세포에 축적될 경우 다른 중금속처럼 독으로 작용하여 신경의 기능을 손상시키기 때문에 주의해야 합니다.

흡연자들은 담배를 통해 다양한 미네랄을 섭취합니다. 아이러니하죠? 물론 대부분 몸에 해로운 것들입니다. 대표적으로 니켈과 카드뮴이 있고, 납도 많이 들어 있습니다. 제2차 세계대전 말기부터 전후戰後에 걸쳐 일본에서 발생했던 '이타이이타이병' 들어보셨지요? 카드뮴이 체내에 축적되면서 칼슘이 차츰 빠져나가 석회화되지 않은 골조직이 증가하여 뼈가 약해지는 병으로, 온몸 구석구석 골절을 일으켜 찢어지는 고통을 느끼게 됩니다. 그 고통이 얼마나 심하면 이름이 '아프다 아프다'겠어요.

예전에는 카드뮴중독이 많았는데 순전히 담배 때문만은 아니었습니다. 흔히 맥주의 생명이 거품이라고 하죠. 한때 맥주 거품을 잘 내기 위해 많은 맥주 회사에서 중금속을 썼어요. 그 때문에 맥주를 즐기는 사람들 가운데 카드뮴중독으로 고생하는 사람이 많았죠. 다행히도 그런 사정이 알려지고 맥주에 중금속을 넣는 것이 금지되었습니다.

납중독도 심각한 문제입니다. 납은 담배뿐 아니라 매연 속에도 많이 들어 있죠. 납은 주로 미세 분진에 흡착하기 때문에 사람의 호흡기에 직접 노출되고, 오염된 물이나 음식을 통해 소화기로 흡수될 수도 있습니다. 몸속으로 들어온 납은 대부분이 뼈에 축적되었다가 서서히 혈액으로 녹아 나오게 되는데, 심한 경우 조혈기관의 기능장애로 빈혈, 신장 및 생식 기능 장애 등의 중독 증상이 발생할 수 있습니다. 뇌에 축적될 경우 사지마비, 실명, 정신장애, 기억력 손상 등 심각한 뇌질환을 일으키기도 합니다. 특히 납은 다른 중금속에 비해 체내에서 농도가 줄어드는 데 걸리는 기간이 길어서 더욱 주의해야 하죠.

수은중독도 큰 문제가 되고 있습니다. 수은은 현재까지도 치과용 아말감, 수은 체온계·온도계·기압계·혈압계 등의 의료기기와 각종 의약품 및 농약 제조, 수은 전지 또는 형광등 제조 등 여러 부분에서 활용되고 있죠. 참치나 황새치처럼 덩치가 큰 생선에 수은이 농축된다는 사실은 많이 알려졌습니다. 임산부들이 절대 먹지 말아야 하는 음식으로 참치가 꼽히는 것도 그 때문이죠. 수은을 다루는 작업장에서 일하는 경우가 아닌 일반인들이 수은에 노출되는 가장 큰 경로는 생선과 어패류의 섭취이기 때문에 수은이 많이 농축되어 있는 식품은 일정량 이상 먹지 않는 편이 좋습니다.

하루 12시간
금식의 힘

무얼 먹고 무얼 먹지 말아야 하는지 이야기했으니 이제 어떻게 먹을 것인가에 대해 생각해야겠지요. 이 부분에 대해 제가 강조하고 싶은 내용은 적어도 하루에 12시간은 금식하는 습관을 기르라는 겁니다. 하루 중 절반만 아무것도 먹지 않고 보내라는 거죠. 소화기관에도 휴식이 필요합니다.

금식이라고 말하면 대단해 보이지만 사실 그렇게 어려운 건 아닙니다. 저녁 식사를 하고 난 뒤 아침 식사할 때까지만 아무것도 먹지 않으면 되거든요. 예를 들어 저녁을 오후 7시에 먹었으면 아침 7시까지 아무것도 먹지 않으면 됩니다. 쉽게 말해 야식을 먹지 말란 거죠.

12시간 금식이 필요한 이유는 우리 몸을 쉬게 할 필요가 있어서입니다. 우리도 하루 종일 열심히 일하고 나면 쉬어야 하듯이 몸도 마찬가지입니다. 위장이나 간과 같은 소화기관들도 쉬어야 하죠. 아무리 적은 양이라도 무언가를 먹게 되면 몸은 쉴지언정 소화기관은 끊임없이 일해야 하거든요.

특히 미토콘드리아를 충분히 쉬게 하는 것이 중요합니다. 세포 속에 들어 있는 조그마한 소기관인 미토콘드리아는 우리 몸의 발전소예요. 에너지를 만들어주는 곳이죠. 우리가 열심히 음식을 섭취하는 이유가 바로 미토콘드리아가 에너지를 만들어내도록 하기 위해서입니다. 이 발전소를 멈추게 하는 대표적인 약물이 청산가리입니다. 청산가리를 먹으면 죽는 이유가 미토콘드리아의 기능이 멈춰서이기 때문인 거예요.

미토콘드리아의 휴식 못지않게 중요한 금식의 기능은 세포가 자기 청소하는 시간을 준다는 것입니다. 노폐물을 제거하고 세포가 재생할 수 있는 환경을 조성하는 시간을 갖도록 12시간 정도를 금식해야 한다는 거죠.

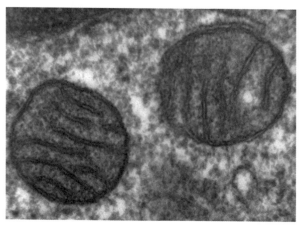

미토콘드리아

2016년 노벨생리의학상은 한 일본인에게 돌아갔습니다. 오스미 요시노리大隅良典라는 사람인데요. 이 사람의 업적은 세포의 자가포식, 즉 오토파지autophagy작용을 밝혀낸 것이죠. 오토파지는 그리스어 '자신의'auto와 '먹다'phagein의 합성어로 '스스로 먹는다'는 뜻입니다. 오토파지작용이란 세포가 나이가 들거나 영양분이 부족하거나 혹은 스트레스를 받았을 때 세포 내 불필요한 단백질을 분해하여 재활용하게 하는 현상, 결국 노폐물을 제거하는 기능이에요.

금식을 통해 제대로 휴식을 취하면 맨 먼저 간은 자기가 저장하고 있던 글리코겐을 분해하고 이어서 몸속의 지방을 태워 에너지로 사용합니다. 아울러 오토파지작용으로 염증반응이 줄고 혈당조절능력이 향상되며 미토콘드리아의 기능도 충실해집니다. 면역기능이 향상되고 유익한 장내세균이 증가합니다. 장내세균의 균형도 이루어지고 식욕중추에서 포만감을 일으키는 기능도 정상화됩니다. 따라서 12시간의 금식은 수많은 세포들에게 정말 꿀맛 같은 휴식이 되는 셈입니다.

흥미롭게도 식물세포에도 미토콘드리아와 같은 역할, 즉 에너지를 만드는 역할을 하는 것이 있어요. 바로 엽록체입니다. 엽록체에 함유된 엽록소가 햇빛을 받아서 당을 합성하고, 이것을 먹은 동물은 살아갈 수 있는 원동력을 만듭니다. 미토콘드리아나 엽록체는 박테리아에 그 기원이 있습니다. 그렇기 때문에 미토콘드리아는 체세포와는 다른 별도의 DNA를 가지고 있어요. 흥미로운 사실은 미토콘드리아의 DNA는 아버지 것이 없이 전부 어머니에게서만 유전된다는 것입니다. 그래서 미토콘드리아의 계통을 쭉 추적해보면 인류의 기원이라고 불리는 아프리카의 원시 인류 '루시(오스트랄로피테쿠스 아파렌시스)'까지 거슬러 올라갑니다. 마치 유태인들이 모계혈통을 따르는 것과 비슷하죠. 결국 박테리아가 동물세포, 식물세포, 나아가 지구상의 생명체 모두를 먹여 살리고 있는 거예요. 그러니까 우리가 박테리아에 잘해야죠.

생체리듬에
맞게 먹자

다음으로 생체리듬에 맞게 먹어야 합

니다. 즉 낮에는 먹고 밤에는 굶으라는 거죠. 앞서 12시간 금식이 필요하다고 이야기했는데 되도록 밤에 금식하는 게 좋습니다. 지구의 자전에 의해 낮과 밤이 생기죠. 낮에는 해가 뜨고 밤이 되면 해가 집니다. 인간은 이 태양과 달의 리듬에 많은 영향을 받습니다. 인간뿐만 아니라 지구상의 모든 생명체가 태양과 달의 영향을 받습니다. 태초에 그런 환경을 가진 지구에 생명체가 태어났으니 그 영향을 받는 것은 당연한 일이지요.

예부터 동서양을 막론하고 농부들은 음력에 따라 농사를 지었습니다. 우리나라에서는 24절기에 맞춰 씨앗을 뿌리고 가지치기를 하고 농작물을 수확했습니다. 특히 흙의 성질은 달의 움직임에 의해서 결정된다는 이야기들이 많았습니다. 과학적 배경에 관해서는 아직 논란의 여지가 있지만요. 최근 프랑스를 위시한 세계 최고급 포도주 생산자들은 포도원 관리 차원에서 음력을 쓰고 있습니다. 또한 그들은 포도를 수확할 때도 기계를 쓰지 않고 손으로 직접 수확하고, 밭갈이를 할 때도 트랙터 대신 말이 끄는 쟁기를 사용할 정도로 포도 농사에 신경을 씁니다.

인체 역시 달의 움직임에 의해서 큰 영향을 받습니다. 그 대표적인 예로 옛 사람들은 달의 움직임과 여성의 생리를 연관 지어 생각했습니다. 월경이란 단어는 그런 의미에서 생겨났죠. 그러나 아직까지 어떤 원리로 몸이 달의 영향을 받는지에 대해서는 논란이 많습니다. 다른 동물의 생리주기는 변화가 아주 많습니다. 포유류 중에서 주기가 짧은 동물인 생쥐는 5일 정도, 인간과 비슷한 원숭이는 24~26일, 침팬지는 37일입니다. 인간의 26~35일 주기는 우연히도 달이 차고 기우는 주기인 29일과 가장 비슷한데, 달의 영향을 받기 때문인지 우연히 주기가 비슷해서인지에 대해서는 의견이 분분하나 사실 오늘날에는 상관없다고 이야기하는 학자들이 더 많습니다.

인체와 달의 관계에 대해서는 여성의 생리주기 외에도 정신분열증 등 정신질환과 밀접한 관계가 있다는 믿음이 계속되었습니다. 영어에서 '미치다'는 뜻을 가진 'lunatic'이라는 단어가 있는데, 달을 뜻하는 'luna'에서 유래했지요. 인간의 마음이 달의 영향을 받아 주기적으로 정신질환을 유발한다는 믿음에서 만들어진 단어입니다.

달의 움직임은 분명 지구상의 여러 현상에 영향을 주고 있습니다. 가장 대표적인 현상으로는 바닷물이 드나드는 밀물과 썰물을 꼽을 수 있죠. 이처럼 태양과 달의 움직임이 생체리듬이라는 것을 만들어내고, 그들의 영향 하에 살고 있는 모든 생명체는 그 리듬에 맞춰 살고 있습니다. 생체 기능의 대부분, 즉 혈압, 소화, 약물작용, 유전자 발현, 장내세균 분포, 코르티솔 분비 등도 일일 변동이나 계절 변동에 영향을 받습니다. 예를 들면 스트레스호르몬인 코르티솔은 새벽에 가장 많이 분비되며, 체온은 오후 2~3시경에 가장 높고 저녁에 낮아집니다. 혈압은 기온이 높은 여름에는 낮아지고 추운 겨울에는 올라가는 경향이 있습니다. 환절기에 감기를 조심하라고 하는 배경에는 생체반응이 계절에 따라 달라지는 현상이 있습니다. 이러한 변화가 일어나는 구체적인 이유는 아직 확실히 밝혀지지는 않았으나, 계절이나 시간에 따라 생체반응이 달라진다는 것만은 확실합니다.

즐거운 식탁
만들기

　　　　　　마지막으로 하고 싶은 말은 '즐거운 마음으로 음식에 집중하라'입니다. 물론 대중음식점에서는 너무 크게 웃고 떠들면 안 되겠지만, 그래도 가능한 상황이라면 최대한 유쾌하고 즐겁게 식사하는 것이 건강에 이롭습니다. 제가 어렸을 때 식탁 예절을 생각해보면 무척이나 엄격했습니다. 큰소리로 말하거나 크게 웃는 것이 금기시되었으니까요. 그러나 지금은 식탁에서의 예절은 논의 대상도 되지 않을 만큼 자유로워졌습니다. 자유롭게 웃으면서 식사하는 것은 아주 바람직한 일이지만 다른 사람에게 폐를 끼쳐서는 안 된다고 생각합니다.

　즐거운 식탁을 만드는 것은 좋은 음식을 먹는 것 이상으로 건강에 중요합니다. 먼저 즐거운 식탁이 되기 위해서는 가족 구성원이나 친한 사람들과 같은 자리에서 식사를 해야 합니다. 그러나 현대인이 얼마나 자주 이런 기회를 가질 수 있을까요? 온 가족이 모이기는커녕 누군가와 함께 식사를 하는 일도 줄어들어 혼자 밥을 먹거나 술을 마시는 이른바 혼밥, 혼술족도 많이 생겨났지요. 즐겁게 식사하는 것의 기본은 '같이한다'는 데 있습니다. 그래야 소화를 촉진하는 부교감신경계가 활발하게 활동하게 되니까요. 긴장 상태에서 식사를 하거나 텔레비전에서 싸우고 울고불고하는 내용의 프로그램을 보면서 식사를 하면 교감신경계가 주로 활동하게 되어 소화활동은 억제됩니다. 같은 칼로리의 음식을 먹더라도 편안하게 먹는 것과는 사뭇 다르죠. 연구자들에 의하면 즐겁게 식사를 하면 포만감도 일찍 오게 되어 비만을 일으킬 위험도 적어진다고 합니다.

그러려면 식탁에서 하지 말아야 할 게 있습니다. 우선 일이나 정치, 종교처럼 싸움을 유발할 수 있는 화제는 식탁에 올리지 않는 게 좋습니다. 서양 사람들은 평소에도 종교적인 주제를 입에 올리지 않습니다. 역사적으로 종교 갈등 때문에 워낙 많은 사람들이 죽어서 종교에 대해 이야기하는 것이 금기시된 거지요. 요즘 한국에서는 종교 이야기보다 정치 이야기가 더 민감한 주제겠지만요.

또 현대인에게, 특히 젊은 사람들에게 당부하고 싶은 것 중 하나가 식탁에서 스마트폰을 하지 말라는 겁니다. 저는 집도 직장도 대학로인 탓에 대학로에서 시간을 많이 보내는데요. 카페 같은 곳에 가면 젊은 친구들이 같이 와서 각자 스마트폰만 들여다보고 있는 모습을 자주 봅니다. 그럴 거면 뭐 하러 만나나 싶어요, 집에서

편하게 스마트폰을 하지. 가끔 주례를 설 때도 그런 이야기를 합니다. 하루에 1시간씩 스마트폰을 끄고 상대에게 귀를 기울이라고요.

외국에서 유학하던 시절 동료 중에 캐나다 출신 유대인 교수가 있었습니다. 같이 실험을 하다가도 아주 중요한 결과를 도출하는 중이 아니면 저녁 식사는 꼭 집에 가서 하고 오는 것을 봤습니다. 웬만한 정성이 아니면 그렇게 할 수 없을 겁니다. 유대인들의 교육 방법을 우리나라 학부모들이 많이 참고한다고 들었는데, 어쩌면 그들 교육의 기본이 가족들과 함께 식사를 하는 이런 태도가 아닐까요?

부록2 장내세균을 살리는 일곱 가지 팁

1. 좋은 음식을 바르게 먹어라.

2. 나쁜 음식을 피해라.

3. 하루 12시간 금식해라.

   가능하면 야식을 삼가는 것이 좋다.

4. 가만히 앉아 있지 말고 꾸준히 운동해라.

5. 스트레스를 잘 다스려라.

6. 충분한 수면을 취해라.

7. 항생제는 되도록 피하고 프로바이오틱스를 섭취해라.

3장

화학물질과
미세먼지 속에서
살아남기

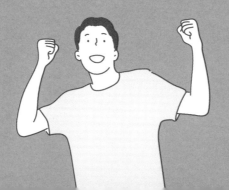

우리를 둘러싼
화학물질

우리 주변 환경을 둘러보면 화학물질이 아닌 게 없습니다. 화학물질의 기본적인 정의는 '질량을 가지고 있고, 하나 혹은 여러 개의 구성요소에 친화력을 가진 특별한 개체'입니다. 예를 들어 물도 화학물질이고 물의 구성요소인 수소와 산소 역시 화학물질입니다. 하지만 일반적으로 화학물질은 '화학산업이 만들어내는 물질 또는 천연으로는 없는 물질', 다시 말해서 인공물질이라는 뜻으로 쓰이는 경우가 많습니다. 우리 사회가 문명화·현대화함에 따라 새로운 화학물질이 많이 등장했습니다.

우리 주변의 모든 것이 화학물질이고 심지어는 우리 자신도 화학물질로 구성되어 있습니다. 현대인은 자기가 알든 모르든 수많은 화학물질과 늘 접촉할 수밖에 없는 셈이죠. 따라서 화학물질을 완전히 피해갈 수는 없습니다.

사실 모든 화학물질이 인간의 건강을 크게 위협하는 것은 아닙니다. 우리가 원시적인 생활을 하던 때, 즉 자연에서 뛰어놀던 시절에는 대기나 물을 통해서 접하는 화학물질이 물론 있었지만, 종류도 그다지 많지 않고 큰 문제도 되지 않았습니다. 인간이 생존하려면 우선 화학물질과 접촉하고 화학물질인 식품을 섭취할 수밖에 없습니다. 화학물질은 신체 유지를 위해 허용된 양 이상이 축적되지 않는 한 건강에도 큰 문제를 일으키지 않습니다.

그러나 사회가 변하고 과학이 발전하며 이전에는 존재하지 않던 새로운 화학물질들이 생겨났습니다. 새롭게 등장한 화학물질은 알게 모르게 우리 몸에 여러 영향을 줄 수 있고, 치명적인 악영향을 끼칠 수도 있습니다. 화학물질의 피해를 최소화하기 위해 우리가 할 수 있는 일은 나쁘다고 생각되는 화학물질은 가능한 한 피하는 것밖에는 없습니다. 안타깝게도 개인이 할 수 있는 다른 일이 그리 많지 않습니다.

그렇다면 화학물질은 대체 왜 문제가 되고 위험한 것일까요? 앞서 화학물질의 정의를 설명하면서 하나 혹은 여러 개의 구성요소에 친화력을 가진다고 했습니다. 화학물질은 다른 화학물질과 결합하려는 고유의 특성, 즉 친화성을 지니고 있는데, 이 특성 때문에 다른 화학물질들과 결합하여 때때로 독성을 띠기도 합니다. 이 과정을 통해 생성된 독성을 가진 합성 화학물질이 일정 수치 이상 우리 몸에 축적되면 바로 건강을 위협하는 위험 인자가 되죠.

사람들이 애써 새롭게 합성한 화학물질, 혹은 다양한 과정을 통해서 자연적으로 만들어진 화학물질들이 우리 몸에 여러 가지 나쁜 결과를 일으킬 수 있기 때문에 화학물질에 대한 최소한의 상식을 가지고 있어야 합니다. 산업화·현대화에 따라 새로 생긴 여러 가지 화학물질 가운데 가장 대표적인 예가 환경호르몬, 항생제, 식품첨가물입니다.

환경호르몬의
진실

우리가 생활하면서 노출되는 화학물질 중에서 우리 몸에서 생산되는 호르몬과 비슷한 작용을 하거나 인체 호르몬의 작용을 방해하는 물질을 통틀어서 환경호르몬 혹은 내분비 교란물질이라고 부릅니다. 산업화 이후에 급격히 늘어난 화학물질 때문에 환경호르몬도 계속 늘어나고 있는데, 정확한 환경호르몬의 종류는 나라마다 기준이 달라 일률적으로 말하기는 어렵습니다. 대략적으로 100여 가지 환경호르몬이 있으며, 넓게 보자면 우리 주위의 거의 모든 합성 화학물질이 잠재적으로 환경호르몬이 될 수 있습니다. 구체적인 예로는 농약류, 살충제, 다이옥신계 물질, 플라스틱 원료, 거품을 잘 나게 만드는 계면활성제, 중금속 등이 있죠.

환경호르몬과 일반적으로 이야기하는 화학물질의 독성과는 차이가 있습니다. 일반 화학물질의 독성작용이 호르몬과 유사하거나 호르몬의 작용을 방해하면 환경호르몬이라고 부를 수 있습니다. 일반적으로 환경호르몬은 인체의 모든 호르몬작용과 관련이 있지만 대다수는 성호르몬, 특히 여성호르몬인 에스트로겐과 관련이 많습니다. 환경호르몬은 특히 생식기관의 발생과 발달에 영향을 주어 남성의 경우 정자 수나 운동성이 감소하고 기형 정자가 발생하거나 생식기가 기형이 될 수도 있습니다. 여성의 경우에도 생식기 암, 자궁내막증 등 헤아릴 수 없이 많은 질병을 일으킵니다. 그밖에도 환경호르몬이 우리 몸에 미치는 영향은 아주 다양합니다. 제2형 당뇨병, 이상지질혈증, 갑상선질환 등의 발생 위험이 증가하며 나아가 면역계와 뇌기능에도 장애를 유발한다고 합니다.

환경호르몬에 노출되는 일을 줄이는 것이 최선의 예방법이라고 할 수 있는데 그것이 말처럼 쉽지 않습니다. 인체가 환경호르몬에 노출되는 경로는 식품, 공기, 피부 등 아주 다양합니다. 극단적으로 말하면 우리가 매일 숨 쉬는 공기, 먹는 음식과 마시는 물 등을 통해 우리 몸에 들어오기 때문에 환경호르몬을 완전히 피하는 것은 거의 불가능합니다. 일상생활에서 플라스틱 제품 사용을 줄이고 각종 세제, 기타 용품을 환경친화적인 제품으로 바꿔줘야 하며, 주변의 화학물질에 지속적으로 관심을 두고 인체에 어떤 영향을 미치는지 지켜보고 감시해야 합니다.

우리는 매일
항생제를 섭취한다

우리나라는 항생제 사용량이 세계 1위입니다(표6 참조). 이런 사실을 들으면 다들 의아해할 거예요. "나는 병원에 가서 항생제를 처방받거나 먹은 적이 별로 없는데 무슨 소리지?" 하고 물을 수 있습니다. 항생제를 특정 질환의 치료를 위해 약으로 섭취하는 경우도 있지만 우리는 알게 모르게 식품을 통해서도 상당한 양을 섭취하고 있습니다. 축산물이나 수산물 등의 식품에는 다 항생제가 들어 있어요. 항생제를 쓰지 않으면 양식이 제대로 되지 않거든요. 가축이나 물고기가 병에 걸려 금방 죽어버리면 수지가 안 맞으니 항생제를 과도하게 사용하여 동식물을 키우고, 우리는 그렇게 항생제로 길러진 식품을 섭취한다는 말입니다. 사실은 그런 부분까지 정부가 엄격하게 관리를 해야 합니다. 그러니까 정부가 해야 할 일이 참 많죠.

세균 감염 치료에 쓰이는 항생제는 인류 최초의 항생제인 페니실린의 발견으로부터 시작되었고, 20세기 의학이 이룩한 위대한 업적 중 하나입니다. 항생제는 균을 죽이거나 성장을 억제하는 물질을 말합니다. 처음에는 곰팡이에서 유래한 페니실린이 주로 쓰였지만 지금은 새로운 합성 항생제가 많이 개발되어 사용되고 있습니다. 스트렙토마이신, 에리트로마이신 등 '마이신'이라는 이름이 붙은 것들이 많아 일반 사람들은 편의상 그냥 마이신이라는 말

표6. OECD 주요국 항생제 사용량

국가	2015년	2016년
한국	31.5	34.8
이탈리아	31.5	27.6
룩셈부르크	26.4	25.4
이스라엘	24.9	23.9
OECD 평균	21.5	21.1
노르웨이	18.7	18.1
에스토니아	13.9	13.7

단위: DDD(Defined Daily Dose, 하루 1천 명당 명)
자료: 2015, 2016년 OECD 통계 참고.

을 많이 사용해왔습니다만 모든 항생제가 그런 것은 아닙니다.

항생제는 종류에 따라 균을 직접 죽이는 살균작용, 균이 더 이상 번식하지 않도록 정지시켜 억제하는 정균작용을 수행합니다. 인간의 세포와 세균의 차이점을 구별하여 사람에게는 거의 해를 주지 않고 세균만을 죽이는 특성을 이용합니다. 그러나 완벽하게 인간 세포와 균을 구별하여 균만 죽이는 항생제는 없기 때문에 모든 항생제는 크든 작든 부작용이 있습니다. 특히 살균제는 기능으로만 보면 항생제와 비슷하나 사람 세포와 세균을 구별하지 않고 모두 죽이기 때문에 항생제와 다르며 사람의 몸에 흡수되면 위험하지요.

항암치료제 역시 이 항생제의 원리를 이용해서 만든 것인데요. 인간의 정상세포와 암세포의 차이를 구별하면 항암치료제를 개발

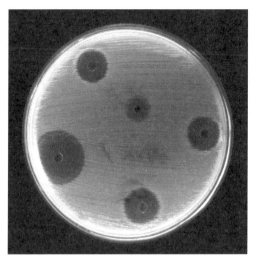

항생제 주위에서 번식하지 못하는 미생물

할 수 있습니다. 하지만 정상세포에는 영향을 주지 않고 암세포만 죽이는 완벽한 항암제는 아직 없고 대부분의 항암제는 정상세포에도 상당한 손상을 주기 때문에 암 치료가 어렵습니다.

항생제 남용이
낳은 문제들

균을 죽이거나 억제하기 위해 사용하는 항생제에 반응하지 않는 내성균들이 생겨나 세균 치료에 경종을 울리고 있습니다. 특히 우리나라는 항생제 투여율이 높아 내성률이 세계 최고 수준입니다. 질병관리본부 국립보건원 감염병센

터는 2009년부터 5년간 폐렴이나 축농증 등 다양한 감염질환을 일으키는 폐렴구균을 정밀분석했는데, 그 결과 79.6퍼센트가 항생제 3종 이상에 대해 내성을 가진 다제내성균이라고 발표한 바 있습니다.[11] 2014년 WHO 보고에 의하면 항생제의 한 종류인 메티실린에 대한 황색포도상구균의 내성은 한국이 67.7퍼센트로 1위인데 독일 16.2퍼센트, 영국 13.6퍼센트, 덴마크 1.2퍼센트에 비해 엄청 높은 수치이지요(표7 참조). 내성균이 생기는 데는 여러 원인이 있지만 무엇보다 무분별한 항생제 사용이 큰 역할을 했습니다.

항생제를 과용하거나 남용하는 문제는 항생제 내성균의 출현을 낳았습니다. 『연례 공중보건 리뷰』*Annual Review of Public Health*에는 의료 지식이 부족한 일반인들이 임의로 항생제를 복용하는 것, 그리고 농업 분야에서 성장 촉진제로 항생제를 무분별하게 사용하는 것이 내성균 문제를 더 악화한다는 논문이 발표되기도 했지요.[12]

의사들의 무분별한 항생제 처방 역시 문제입니다. 사실 일반적인 감기 같은 바이러스 감염성질환에 항생제는 아무 효과가 없습니다. 그런데도 의사가 부적절하게 항생제를 처방하면 환자들은 불필요한 항생제를 과도하게 사용하게 되고, 결국 항생제에 대한 내성만 더 커지는 결과를 낳죠. 의사들이 항생제 처방을 요구하는 환자에게 더 많은 항생제를 처방한다는 연구도 있습니다. 항생제를 처방받은 환자들 중 25퍼센트 정도만이 실제 항생제가 필요한 환자였다고 하니, 나머지 환자들은 필요하지 않은 항생제를 과도

표7. 황색포도상구균의 메티실린 내성률

국가	내성률(단위: %)	국가	내성률(단위: %)
한국	67.7	프랑스	20.1
일본	53	독일	16.2
미국	51.3	영국	13.6
중국	43.3	오스트리아	7.4
그리스	39.2	핀란드	2.8
이탈리아	38.2	네덜란드	1.4
호주	30	덴마크	1.2
태국	24.2	스웨덴	0.8
스페인	22.5	노르웨이	0.3
캐나다	21		

자료: 2014년 WHO 통계 참고.

하게 복용한 셈이죠. 따라서 무분별한 항생제 사용을 막기 위해서는 환자와 의사 모두 주의를 기울여야 합니다.

유럽연합은 동물의 성장촉진제로서 항생제 사용을 대부분 금지하고 있습니다. 성장촉진제로 항생제를 과도하게 사용함으로써 항생제 내성균이 발생한 데 따른 조치이죠. 가축에 투여된 항생제는 내성균 출현을 가속했습니다. 여러 연구 결과에 따르면 이렇게 발생한 내성균들이 인간에게도 옮을 수 있으며, 내성균의 경우 기존의 항생제로는 치료가 어렵다고 합니다. 이런 문제들 때문에 유럽과 미국 등지의 여러 기관들은 축산물을 포함하여 치료 목적이 아닌 예방 차원에서의 항생제 사용을 금지하자는 목소리를 내고 있는 실정입니다. 우리나라에서도 2012년부터 가축용 사료에 항생제를 사용하는 것이 전면 금지되었습니다.

이와 같이 항생제의 남용과 항생제를 투여한 가축 혹은 양식 생물의 섭취가 항생제 내성균 발생의 주요한 원인이지만, 또 다른 요인으로 면역력이 저하된 사람이 늘어나는 것을 꼽을 수 있습니다. 특히 병원에서 감염되는 내성균이 많아 훨씬 위험한 상황이지요. 저항력이 약한 노인, 병약자, 어린이는 문병 가는 것을 되도록 삼가야 하고 병원에 다녀온 후에는 손 씻기 등 위생 관리를 철저히 해야 합니다.

항생제의 독성은 항생제 종류에 따라 다릅니다. 원칙적으로 그 심각성에 차이가 있긴 하지만 모든 항생제는 어느 정도 부작용을 나타냅니다. 전신반응으로 쇼크를 일으키는 경우가 있는가 하면, 가벼운 두통 정도로 끝날 때도 있지요. 항생제의 종류, 투여 기간, 투여량, 그리고 개인의 신체적 조건 등에 따라 부작용은 제각기 다르게 나타나지만 일반적으로 발작·두통·현기증이나 무기력증을 유발하는 중추신경계 문제, 설사나 대장염 등 위장계 문제, 빈혈이 생기거나 혈소판이 줄어드는 등 혈액계 문제를 비롯하여 간, 신장, 피부 등 신체의 다양한 부분에 악영향을 미칩니다. 신경계에 이상을 일으키는 신경독성을 지닌 항생제도 많은데, 특히 청각신경에 치명적인 손상을 일으키기도 합니다. 심장에 무리를 주어 부정맥을 일으키는 등 여러 가지 심각하고 치명적인 독성을 띠기 때문에 장기 복용 시에는 더욱 주의해야 합니다. 많은 항생제가 개발 후 예상하지 못했던 여러 가지 부작용 때문에 판매 중지되기도 합니다.

또 항생제를 복용하면 몸속 미생물의 번식 및 작용을 억제하기 때문에 몸에 유익한 미생물까지 그 영향을 받아 죽거나 수효가 줄어듭니다. 즉 항생제는 유익한 세균과 해로운 세균을 구분하지 못하고 모든 세균을 억제하는 것이지요. 이와 같은 항생제의 작용은 수많은 미생물들과 공존하는 인체 또는 동물에게 악영향을 줄 수 있습니다. 실제로 최근 밝혀진 바에 따르면 항생제 투여가 대장에 사는 유익한 세균인 유산균을 죽이고 해로운 대장균의 작용을 촉진하여 대장염 등의 장질환을 유발한다고 합니다. 그러니 항생제는 웬만하면 사용하지 않거나, 꼭 필요한 경우라면 가능한 한 적게 사용하는 것이 좋습니다.

식품 속 화학물질,
식품첨가물

건강을 위해서는 건강한 식품을 섭취하는 것이 중요하다고 했습니다. 그렇다면 건강하지 않은 식품이란 무엇일까요? 바로 식품에 여러 첨가물이 들어간 것들입니다. 건강하지 못한 식품일수록 첨가물이 많으며, 그 첨가물은 전부 다 화학물질로 이루어져 있습니다.

여러분은 식탁에 놓인 여러 가지 음식물을 먹게 되는데, 거기에는 화학물질들이 대단히 많습니다. 물론 아주 적은 양을 한두 번 혹은 짧은 기간 동안만 복용하면 문제가 없습니다. 그러나 장기간 많은 양을 섭취하게 되면 좋지 않죠.

요즘은 식품을 많이, 그리고 오래 팔기 위한 목적으로 첨가물을 사용합니다. 첨가물은 식품에 특정한 맛을 내거나 부패를 방지하고 보기 좋게 하기 위해, 또는 생산 비용을 줄이거나 식품을 쉽게 만들기 위해 사용하는 겁니다.

우리에게 가장 익숙한 식품첨가물은 방부제입니다. 방부제는 미생물의 증식에 의한 부패나 변질을 방지하여 식품의 저장 기간을 늘리는 목적으로 사용되지요. 고추장, 된장, 단무지, 햄, 치즈, 초콜릿, 청량음료 등 대개 모든 보존식품에 방부제가 들어갑니다.

산화로 인한 식품의 품질 저하를 방지하고 저장 기간을 연장하기 위한 산화방지제, 식품에 특정 색소를 더하거나 복원하는 데 사용하는 착색제, 맛이나 향미를 증진하는 향미증진제 등이 모두 식품첨가물입니다. 그뿐인가요? 식품 표면에 광택을 내고 보호막을 형성하는 광택제, 단맛을 더하는 감미료, 기호도를 높이기 위한 조미료 등의 식품첨가물도 널리 쓰입니다.

우리가 무심결에 집어 먹은 과자 하나에도 수많은 식품첨가물이 들어 있습니다. 특정한 맛을 더하기 위한 화학조미료, 달콤한 맛을 내는 감미료, 보기 좋은 색을 내는 착색제와 더 부드럽게 만드는 유화제를 과자를 먹으며 함께 먹는 셈입니다. 지금 가공식품 포장지 뒷면에 표시된 성분분석표를 한번 보세요. 여러분은 어떤 식품첨가물을 먹고 있나요?

식품첨가물은
안전한가

결국 이러한 식품첨가물은 우리 몸을 교란해 소화불량 같은 각종 질병과 부작용을 일으킵니다. 오늘날 사용되는 첨가물은 대다수가 합성첨가물인데, 이런 첨가물들은 여러 가지 검사를 거친 후에 식품에 사용할 수 있습니다. 식품 기업들은 다양한 테스트 결과 첨가물이 인체에 무해하다고 하지만, 그것들이 건강에 미치는 영향이 충분히 연구되지 않은 것이 지금의 현실입니다.

기업들이 행하는 테스트라는 게 사람을 대상으로 실험해서 그들에게 모두 안전한지 살펴보는 임상실험을 의미하는 것이 아닙니다. 대개 쥐를 비롯한 동물로 실험을 합니다. 예컨대 쥐 만 마리로 테스트를 했더니 9500마리는 괜찮더라, 그러면 안전하다고 할 만하다, 이렇게 평가를 하는 것이죠. 나머지 500마리의 쥐에게는 해를 입힌 건데도 말이죠. 이와 같은 방법으로는 사람에게 어떤 영향을 줄지 명확히 알아내기가 어렵습니다. 조금 더 시간을 두고 조사를 해야 하죠. 아직 연구 결과가 확실하지 않은 상황에서 먹는 것에 대해서는 특히 더 조심해야 한다고 생각합니다.

방부제는 중추신경을 마비시키고 출혈성위염을 일으킬 위험성이 있습니다. 간에 악영향을 미쳐 간경화나 간염을 유발하기도 하고 발암물질이 발견되기도 합니다. 기호도를 높이는 화학조미료를 빈속에 수차례 섭취하면 작열감이나 얼굴 경련이 발생할 수 있습니다. 가슴이 압박되는 듯한 답답함을 느끼는 부작용이 발생하기도 합니다.

신맛을 내는 산미료는 비만의 원인이 되거나 식욕 감퇴를 유발하기도 합니다. 충치를 발생시키고 위궤양 및 위산의 과다 분비를 악화할 수도 있지요. 특히 콜라에 산미료가 많이 들어 있는데, 충치와 소화불량은 물론 두통이나 두드러기, 위장염 등을 유발한다고 합니다.

식품의 품질을 더 좋게 만들기 위해 사용하는 품질개량제는 혈액 속에 칼슘을 침전시키고 칼슘, 철, 마그네슘 등을 손실시킵니다. 미네랄 흡수를 방해하기도 하고요. 감미료는 소화기와 콩팥에 장애를 일으키며, 발암성이 있다고 판단됩니다.

유전자변형생물 genetically modified organism (이하 GMO) 역시 논란이 많습니다. GMO 식품은 실험실에서 유전자를 재조합하여 인위적인 처리를 해서 만든 원료로 길러낸 식품을 말합니다. 아직까지 사람이 먹어도 안전하다는 것이 완벽히 검증되지 않았습니다. 콩이나 옥수수 등 미국에서 수입한 것들 중 GMO 식품이 많은데요. GMO 콩이나 GMO 옥수수로 만든 두유, 기름 등 2차 가공식품들도 알게 모르게 우리 식탁에 올라옵니다. 유전자를 변형해서 만든

식물이 인체에 미치는 영향 역시 아직 충분히 연구되지 않았습니다. 그러므로 우리 몸에 끼칠 영향을 잘 모른다면 일단 피하고 보는 것이 현명한 판단이라고 생각합니다.

우리는 단맛에
중독된다

현대인은 여러 이유로 설탕에 중독되어 있습니다. 원래 설탕이나 단맛을 내는 식품은 인류의 생존에 중요하기에 단맛을 찾아 먹이를 구하러 다니는 것은 인간의 본성이 되었지요. 그러나 식량문제가 대부분 해결되어 생존만을 위한 단맛 추구는 거의 없어졌고, 이제는 개인의 기호에 따라 단맛을 찾게 되었습니다. 오늘날 다양한 식품에는 단맛을 내기 위한 첨가물이 많이 들어 있습니다. 현대인은 주스, 빵, 탄산음료나 각종 포장 식품 등에 들어 있는 단맛에 길들여져 있는데, 이런 인공 단맛은 건강상 문제를 야기합니다.

설탕은 건강에 여러 나쁜 영향을 끼칩니다. 잘 알려진 것으로 비만, 대사증후군, 심혈관질환, 치아부식증 등을 일으키는 부작용이 있고 설탕에 중독되거나 과도한 활동성을 유발하기도 하죠. 치매를 유발한다는 주장에 대해서는 아직 논란이 많지만 고려해야만 하는 점입니다.

설탕의 이러한 문제점을 해결하고 비용을 절감하기 위해 등장한 것이 인공감미료입니다. 여러 인공감미료가 개발되어 소프트 드링크, 다이어트 음료, 술 등에 함유되었습니다. 처음에는 칼로리 가 거의 없고 인체에 무해하다고 하여 개발되었지만 현재 여러 부 작용이 드러나고 있어 인공감미료 또한 조심해야 할 식품첨가물 이 되었습니다. 인공감미료에는 아스파탐, 시클라메이트, 스테비 아, 스크랄로스, 네오탐, 사카린, 아드반탐 등이 있습니다.

인공감미료가 인체에 미치는 영향에 대해서도 여전히 왈가왈부 가 많습니다. 체중을 증가시킨다는 지적에 대해 논란이 많지만, 인 공감미료를 다량 섭취하는 어린이들에게서 비정상적인 체중 증가 현상이 보인다는 보고가 있습니다. 동물실험을 통해 대사장애가 발견되었지만, 사람에게서는 아직 보고된 바가 없습니다. 각종 암 의 발병 위험이 높아진다는 것이 연구 결과로 확인되기도 했죠.[13]

식품을 구매할 때 꼭 첨가물을 살펴보는 습관을 기르는 것이 아 주 중요합니다. 첨가물이 많은 식품은 피하는 것이 상책이지요. 어 떤 학자는 첨가물의 수가 다섯 가지 이상이면 절대 먹지 말라고까 지 조언합니다.

새로운 질병이
생기다

화학물질을 알게 모르게 많이 섭취하 다 보니 옛날에는 없던 질병이 새로 생기기도 합니다. 예를 들어

제가 학생 때 우리나라에서는 아토피라는 질병을 찾아보기 힘들었습니다. 물론 아토피 환자가 있기는 했지만, 아주 특수한 체질을 가진 사람들에게만 나타나는 질병이었습니다. 그런데 요즘에는 특히 어린아이들에게 아토피가 큰 문제가 되지 않습니까? 그건 다 새로 생겨난 화학물질 때문입니다. 편한 환경이 만들어준 선물 아닌 선물인 셈이죠. 편한 환경에서 자라는 대가를 치르는 겁니다.

농담 삼아서 아토피atopy를 한자로 이렇게 풀이를 합니다. 아는 '아이 아兒', 토는 '흙 토土', 그리고 피는 '피할 피避', 그래서 아이가 흙을 피해서 생기는 병이 아토피라는 거죠. 운동장 흙바닥에서 뛰어놀던 시절에는 아토피 환자가 적었어요. 그런데 흙을 거의 밟지 않고 인공적으로 만들어진 화학물질 속에서 살아가는 사람, 그 중에서도 특히 위생이 지나치게 좋은 환경에서 자라나는 아이들이 아토피에 많이 걸리죠.

이는 '위생가설'이라고 하는데, 이 가설로 요즘 아토피 질병이 왜 증가했는지를 설명할 수 있습니다. 위생가설은 과도하게 깨끗한 환경이 영유아, 어린이들에게 면역계를 자극할 만한 자극원을 없애기 때문에 오히려 질병이 발생한다고 봅니다. 감염 자극에 노출되지 않아 면역계에서 감염반응과 알레르기반응의 불균형이 생겨 발병한다는 것이죠.[14]

아토피 환자는 알레르기의 특징적 증세인 습진, 비염, 결막염, 천식 등을 나타냅니다. 음식에 알레르기반응을 보이기도 하고요.

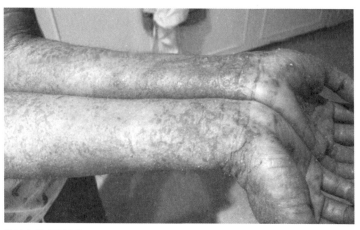

아토피 환자의 사진

발병 원인이 아직 확실하게 구명되지는 않았으나 국소적으로 알레르기 유발원에 과민하게 반응하여 나타나는 것으로 생각됩니다. 유전적으로 상관관계가 있기는 하나 환경적인 요소가 가장 주요하다고 여겨지죠.

위생가설을 뒷받침하는 다양한 사례들이 있습니다. 일례로 의대에서 동물실험을 할 때 무균돼지라는 것을 만드는데요. 외부의 균을 전혀 접하지 않은 돼지를 기르는 것이죠. 그 돼지는 무균실에서는 살 수 있지만 우리가 숨 쉬는 일반 대기에서는 금방 죽습니다. 왜냐하면 균에 대한 면역력, 외부 환경의 적에 대한 면역력이 하나도 형성되지 않았기 때문이죠. 적당히 더러운 곳에서 살아야 면역력도 강해지는 것이죠.

비근한 예로 옛날에는 소아마비에 걸려서 지체부자유가 된다든지 하는 경우가 있었습니다. 소아마비는 신경계가 폴리오바이러스에 감염되어 발생하는 질병입니다. 그런데 소아마비 환자들이 자란 배경을 살펴보면 그 환경이 좋은 사람들이 많았어요. 성장환경이 열악한 어린이는 폴리오바이러스에 감염되어도 감기처럼 앓고 지나가요. 하지만 너무 깨끗한 환경에서 자란 사람들은 면역력이 약해져 이런 바이러스에 더 치명적이었던 거죠.

미세플라스틱의
습격

2018년 8월부터 커피전문점 매장 내에서 일회용 컵 사용을 금지하고 이를 어기면 과태료를 부과하는 정부 정책이 시행되었습니다. 조금 불편해지기는 했지만 저는 굉장히 잘한 일이라고 생각합니다. 이 정책을 통해 차가운 음료의 테이크아웃에 사용되는 플라스틱 사용량을 현저하게 줄일 수 있기 때문이지요.

최근 환경문제에서 뜨거운 이슈로 떠오르고 있는 것이 미세플라스틱입니다. 미세플라스틱은 말 그대로 아주 작은, 미세한 플라스틱을 말합니다. 미세함의 기준에 대해서는 공통된 정의가 없으나 대개는 직경 5밀리미터 이하로 규정하지요. 미세플라스틱이 어느 날 갑자기 나타난 것은 아닙니다. 지금 우리 주변에도 무수히 많은 미세플라스틱이 있죠. 일상생활에서 쉽게 접하는 치약, 세정제, 화장품 등 각종 제품 속에 이미 상당량의 미세플라스틱이 들어 있습니다.

그러면 미세플라스틱이 왜 갑자기 주목받게 된 것일까요? 그것은 다양한 경로를 통해 바다로 흘러들어간 미세플라스틱이 해양 생태계에 미치는 부정적인 영향들이 속속 드러나고 있기 때문입니다. 여러분 중에서도 미세플라스틱의 위험성을 다룬 다큐멘터리나 '바지락, 굴 등 조개류 섭취를 통해 한 사람이 매년 212개의 미세플라스틱을 먹는다'는 내용의 뉴스를 본 적이 있을 것입니다. 아직 연구가 한창 진행 중이기는 하지만 갯지렁이, 홍합 등 미세플라스틱을 섭취한 해양생물들의 경우 소화관이 물리적 손상을 입거나 막혀버리기도 하고, 화학물질의 플라스틱 성분이 내장으로 녹아 나오거나 장기로 흡수되어 농축된다는 보고가 있습니다. 전 세계적인 플라스틱 소비 증가에 의해 미세플라스틱 검출량 역시 꾸준히 증가하고 있다고 하니 미세플라스틱으로 인해 해양생태계가 파괴되고 인류의 건강이 위협받는 것은 시간문제가 되었습니다. 인체에도 악영향을 끼치는데, 지금까지 보고된 바로는 간, 신경계, 신장에 손상을 일으키거나 암을 유발하는 문제 등이 있습니다.

그렇다면 미세플라스틱은 왜, 어떻게 생기는 걸까요? 미세플라스틱의 발생원으로 의심되는 것은 첫째로 공업용 연마제나 각질제거용 세안 제품, 치약, 화장품 등 애초에 잘게 쪼개져 있던 1차

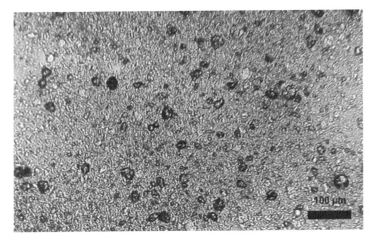

치약 속 미세플라스틱 입자 ©Dantor

미세플라스틱입니다. 이것들이 하수구를 통해 바다로 흘러들어가면서 문제를 일으키는 것이죠. 둘째로는 큰 크기의 플라스틱 제품들이 파도와 자외선에 의해 작은 조각으로 쪼개져 만들어진 2차 미세플라스틱이 있습니다. 이외에 가정에서 옷을 세탁할 때 천에서 분리된 합성섬유가 하수도로 유입되어 문제를 일으키는 경우도 있다고 합니다.

인체에 유입되는
치명적인 화학물질

그렇다면 이런 화학물질들이 어떻게 우리 몸으로 들어와서 해를 입힐까요? 해로운 화학물질이 인체로 들어오는 경로를 세 가지로 나누어서 생각해볼 수 있습니다. 우선 폐, 즉 호흡을 통해서 들어오는 화학물질들이 있죠. 그다음에 입이나 코를 통해, 혹은 음식물을 섭취해서 소화기관을 통해 들어오는 경우가 있습니다. 마지막으로 피부를 통해 들어오기도 하는데, 우리가 화학물질과 가장 많이 접하는 경로는 사실 피부입니다.

피부로는 알게 모르게 수많은 화학물질과 접촉을 합니다. 피부를 통해 들어오는 화학물질은 정말 많습니다. 세안제·티슈·물티슈 등의 위생용품이나 선크림·향수를 포함한 각종 화장품, 주방세제·욕실세제 등 각종 청소용품, 섬유 및 의류 이외 다수의 화학물질이 있지요. 여러분이 입고 있는 옷부터 매일 사용하는 생활용품들까지 모든 게 다 화학물질입니다. 그러나 피부는 화학물질을 잘 통과시키지 않습니다. 다시 말하자면 화학물질 흡수가 잘 일어나는 곳은 아닙니다. 그래도 일부 화학물질은 흡수되어 혈액으로 이동하기도 해서 알레르기, 아토피, 피부암 등 여러 가지 국소 및 전신 반응을 일으키게 되는 것이죠.

화학물질이
초래한 비극

여러분은 아주 생생히 기억하실 겁니다. 바로 가습기 살균제 사건 말입니다. 저는 이 사건을 잘 모르고 있다가 언론에서 이슈가 되어 다루는 걸 보고 정말로 깜짝 놀랐습니다. 우선 가습기에 살균제를 쓴다는 것 자체가 무척이나 위험한 생각입니다. 가습기는 우리가 호흡하는 공기에 끊임없이 습기를 뿜어내는 역할을 하는데, 거기에 어떻게 살균제를 넣을 수 있느냐는 말입니다. 살균제는 균을 죽이는 아주 독한 화학물질인데, 그 물질을 가습기에 넣으면 결국 우리가 그 독한 가스로 호흡한다는 뜻입니다. 물론 이렇게 문제가 많은 상품을 제작한 기업이나 그 상품을 판매하도록 허가해준 정부가 가장 잘못했습니다. 하지만 각 개인의 위생 관념이나 기본적인 의학 상식이 부족했던 것도 안타깝게 생각합니다. 깨끗하고 위생적인 환경을 만들기 위해 살균제를 사용했을 텐데, 어떤 면에서 보면 위생에 대한 기본적인 지식이 부족해서 이런 비극이 발생한 거죠. 그게 정말로 슬픈 지점입니다.

가습기 살균제의 사용상 주의사항에 "마시거나 피부에 닿거나 눈에 들어간 경우에는 흐르는 물로 잘 씻어낸 후 의사와 상의하십시오" "피부가 민감한 경우 고무장갑을 사용하십시오"라고 적혀 있습니다. 이게 무슨 말이죠? 피부에 닿거나 마시면 위험하다는 뜻입니다. 그렇다면 유해한 화학물질이 있는 환경에서 호흡하는 경우는 어떨까요? 호흡한다는 건 어떤 방어막도 없는 폐에, 더 정확히는 폐포에 화학물질이 직접 닿는다는 뜻인데 당연히 훨씬 위험하겠죠. 그런데도 이런 사건이 발생했다는 건 인체 구조에 대한 이해가 매우 부족하다는 방증입니다.

일반적으로 호흡을 할 때 이물질이 들어오면 이물질 중 분자의 크기가 큰 것들은 기도에 나 있는 섬모가 다 걸러내어 밖으로 내보내줍니다. 그 불순물들이 모여서 나오는 게 이른바 가래라고 하는 겁니다. 그런데 가래로도 걸러낼 수 없을 만큼 분자 크기가 작은 물질들이 문제입니다. 이런 작은 물질들은 우선 폐에 들어가서 폐포를 손상시킵니다. 가습기 살균제도 크기가 작아 섬모로 걸러지지 않는 물질로, 폐에 바로 들어가서 폐포를 손상시킨 겁니다. 어른들은 그래도 견딜 만한데, 어린아이들은 이것 때문에 치명적인 피해를 입고 죽음에 이르기까지 한 거죠.

결국 이런 살균제는 화학약품이 사용되는 일종의 화학무기로, 과장하여 말하자면 전쟁무기나 살상무기에 해당하는 겁니다. 어떻게 그런 무시무시한 생각을 할 수가 있었는지 이해하기 어렵고, 그 진실이 밝혀지기까지 오랜 시간이 걸려 처벌이나 피해 구제가 늦어지기도 해서 무척이나 안타까운 사건입니다.

폐를 통해 들어오는
화학물질

폐를 통해 흡입하는 화학물질 중 가장 대표적인 것이 담배입니다. 문제는 담배를 피우는 당사자만 화학물질을 흡입하는 게 아니라 주위 사람들까지 담배연기에 의해 간접흡연을 하게 된다는 거예요. 담배는 수많은 화학물질 중 왜 유독 악명이 높을까요? 그리고 간접흡연은 왜 문제가 될까요? 바로 담배에서 나오는 물질이 폐에 직접적으로 피해를 주기 때문입니다.

폐를 통해서 들어오는 유해물질을 차단하는 방어막은 오로지 기관지 섬모뿐입니다. 기관지 섬모가 유해물질을 물리적으로 걸러내지요. 분자의 크기가 큰 물질들은 여기서 차단되어 가래로 배출됩니다. 그러나 섬모가 차단할 수 없는 작은 물질들은 그대로 혈액 속으로 유입되고, 이 물질들이 폐를 손상시킵니다. 담배연기나 초미세먼지처럼 입자가 작은 것들은 기관지에서 걸러지지 않고 폐로 바로 가서 축적됩니다. 폐를 섬유화하고 폐기능을 저하시켜서 결국 폐쇄성폐질환으로까지 발전하게 만듭니다. 나중에는 폐암 또는 다른 암으로 얼마든지 발전할 수 있죠. 담배를 안 피우는 사람도 폐암에 걸릴 수 있습니다. 간접흡연을 통해 담배연기를 계속 들이마시게 되니까요. 꼭 담배를 피워야만 폐암에 걸리는 게 아니죠.

이외에도 식당에서 조리할 때 나오는 가스, 공장에서 배출되는 유해물질, 그리고 자동차에서 나오는 배기가스 등 우리 폐를 위협하는 가스들은 많습니다. 공기 중 미세먼지도 심각한 문제고요. 그래서 앞으로 폐암 환자가 더 늘어날 가능성이 아주 높습니다. 실제로 통계를 보면 대부분의 암 발병률이 예전에 비해 줄어들고 있는 반면 폐암 환자 수는 늘어나고 있습니다.

암은 말 그대로 원인을 알지 못하는 괴상한 병이라고 할 수 있습니다. 암이 발생하는 이유는 면역과 관계가 있다고 생각되지만 사실 뚜렷한 인과관계를 알 수가 없습니다. 우리나라뿐만 아니라 전 세계적으로 암의 원인을 밝히고 치료제를 개발하기 위해 엄청난 연구비와 연구 인력이 동원되고 있지만 결과는 그리 성공적이지 않았습니다. 암을 치료하는 항암제 또한 끊임없이 개발되고 있으나 암세포뿐만 아니라 정상세포도 상당히 죽이기 때문에 여러 부작용으로 환자들이 고생하고 있지요.

최선의 치료 방법은 암을 초기에 발견하여 질환 부위를 외과적 방법으로 절제하는 것입니다. 그래서 암을 초기에 발견하기 위해 많은 노력을 기울였고 상당한 성공을 거둔 것도 사실입니다. 그 덕분에 예전에 큰 문제였던 간암이나 위암 등의 치사율은 줄고 있어요. 그런데 반대로 옛날에 그리 문제가 되지 않았던 암들의 발병률이 오히려 늘었습니다. 바로 폐암과 췌장암, 대장암입니다. 그건 바로 우리의 생활습관이 변하고 우리가 숨 쉬고 있는 공기의 질이 달라졌기 때문이죠. 무엇보다도 중요한 것은 암이 발생하지 않도록 예방하는 것인데 이마저도 대부분의 암을 예방하는 법은 잘 알려지지 않았습니다. 다만 일부 생활습관 때문에 발병하는 암의 경우엔 생활습관을 바꾸면 어느 정도 예방이 가능합니다. 대표적인 생활습관병으로서의 암은 흡연에 의한 폐암이라고 볼 수 있습니다. 금연을 하면 폐암에 걸릴 확률이 현저히 줄어들죠.

흡연, 이래도
하시겠습니까?

2017년 WHO의 조사 결과에 따르면 매년 전 세계적인 사망자 수는 약 6천만 명입니다. 그중 10퍼센트인 600만 명 정도가 흡연 때문에 사망한다고 합니다. 그리고 흡연 때문에 사망하는 인구 가운데 다시 10퍼센트인 60만 명은 자기가 직접 흡연을 하지 않았음에도 간접흡연 때문에 죽음에 이른다고 합니다. 흡연은 충분히 예방이나 개선이 가능한 생활습관임에도 여전히 커다란 사망 위험 인자로 남아 있는 것이 저는 참 안타깝습니다.

사진 속 인물은 유명한 정신과 의사이자 심리학자인 지크문트 프로이트^{Sigmund Freud}입니다. 지독한 애연가로 알려진 프로이트는 이 사진에서도 시가를 들고 있습니다. 프로이트는 담배를 지나치게 많이 피워서 구강암에 걸렸고, 마땅한 치료법이 없는 상황에서 30회가 넘는 수술을 받았으나 병은 날이 갈수록 위중해졌다고 합니다. 더 이상 고통을 견디지 못한 프로이트는 자살을 선택했습니다. 그의 친구이기도 했던 주치의가 자살을 도와주었지요. 현실적으로 치료가 불가능하고 친구가 병으로 너무 고생하니 그의 뜻대로 해준 겁니다. 빈센트 반 고흐^{Vincent van Gogh}는 해골이 담배를 물고 있는 그림을 그리기도 했습니다. 죽어서도 담배는 끊기가 어려운 거죠. 이와 관련해서 중국의 유명한 작가 린위탕^{林語堂}은 담배를

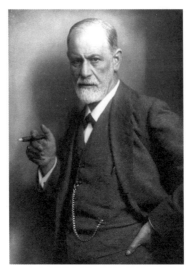

지크문트 프로이트

수만 번 끊었다고 말하기도 했습니다. 매일 끊었다가 다시 피웠다는 말이죠.

담배에 의한 피해가 심각합니다. 영국의 흡연 및 건강 문제 연구의 선구자 리처드 돌William Richard Shaboe Doll 교수가 담배와 폐암의 상관관계에 대해서 연구했습니다. 연구 결과를 보면 남성의 연간 담배 소비량 그래프와 폐암 사망률 그래프 모양이 20년 정도의 차이를 두고 거의 흡사하게 나타납니다. 즉 담배를 20년 정도 피우면 폐암이 생긴다고 유추할 수 있는 결과이죠. 돌 교수는 1951년부터 2001년까지 영국의 금연 조사연구팀에서 가장 핵심적 역할을 한 연구자였습니다. 연구팀은 만 50년 동안 영국 내 의사 4만여 명을

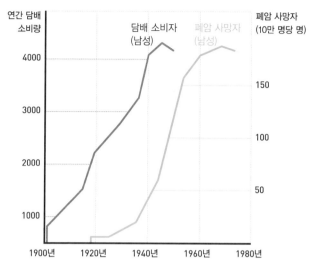

연간 담배
소비량

폐암 사망자
(10만 명당 명)

담배 소비자
(남성)

폐암 사망자
(남성)

4000

3000

2000

1000

150

100

50

1900년   1920년   1940년   1960년   1980년

담배와 폐암의 상관관계

대상으로 추적 연구를 진행했고, 중간중간에 수정 연구도 지속했습니다. 돌 교수 역시 연구 수행 중 담배의 폐해를 깨달아 금연하게 되었고, 저도 40대 중반에 담배를 끊었습니다. 그전에는 담배가 기관지염이나 기관지천식과 관계된다는 인식 정도만 있었는데 폐암과 실제로 상관관계가 있다는 것이 과학적으로 밝혀진 겁니다.

담배 속
유해물질

담배가 어떻게 나쁜가요? 나쁜 점이 너무 많아서 일일이 나열할 수가 없습니다. 폐부터 시작해 머리와 목, 위장, 신장, 췌장, 대장, 방광, 자궁경부 등 인체의 거의 모든 장기의 암이 흡연과 관계가 있음이 밝혀졌고, 암이 아니더라도 뇌졸중이나 백혈병, 실명, 치주염, 대동맥파열, 심장병, 폐렴 등 유발하는 질병이 매우 많습니다.

안타까운 것은 강당에 사람들을 모아놓고 흡연이 얼마나 나쁜지 동영상도 보여주고 열심히 강의를 해도 쉬는 시간이 되면 또 담배를 피우러 나간다는 겁니다. 흡연자들은 '에이, 나는 괜찮겠지'라고 생각하며 담배의 위험성을 과소평가하는 경향이 있습니다.

담배에는 수천 개의 유해 성분이 들어 있습니다. 대표적인 성분을 나열해보자면 아세톤, 암모니아, 비소, 디디티, 포름알데히드, 휘발유, 청산가리, 메탄올, 나프탈렌, 니코틴, 페놀, 우레탄, 염화비닐, 부탄, 벤젠, 납, 니켈, 수은, 카드뮴, 알루미늄, 타르, 일산화탄소 등이 있지요. 담배에 들어 있는 성분 자체는 이보다 훨씬 많은데, 이중 발암 성분으로 알려진 것만 50가지 이상입니다. 그중에 니코틴, 타르, 일산화탄소, 벤조피렌이 있어요. 이런 성분이 암과 순환계질환을 비롯한 각종 질환을 일으킵니다.

주요한 위험 성분은 니코틴입니다. 담배에 중독되는 원인으로, 신경전달물질과 유사한 작용을 한다고 보지만 아직 니코틴의 작용과 효과에 대해 밝혀야 할 부분들이 많습니다. 타르는 흑갈색 물질로 폐암을 유발합니다. 아스팔트 도로를 포장할 때나 쓰는 물질을 우리가 흡입하는 것이죠. 담배에는 일산화탄소도 들어 있습니다. 혈액 속 헤모글로빈과 비가역적으로 결합하여 산소 운반력을 감소시켜 저산소증을 유발하는 성분입니다.

벤조피렌은 폐암을 일으키는 가장 핵심적인 성분으로, 담배 겉을 싸고 있는 종이가 탈 때 발생합니다. 화석연료 등의 불완전연소 과정에서 생성되는 탄화수소의 한 종류인 벤조피렌은 인체에 축적될 경우 각종 암을 유발하고 돌연변이를 일으키는 환경호르몬입니다. 벤조피렌은 담배뿐 아니라 숯불에 구운 쇠고기 등 가열되어 검게 탄 식품, 자동차 배기가스, 쓰레기 소각장 연기 등에도 포함되어 있습니다. 이 물질은 WHO에서 발암물질로 지정해놓고 있지요.

흡연이 인체에
미치는 영향

1일 흡연 개수와 폐암의 관계에 대한 연구 결과를 함께 살펴볼까요? 35세에서 84세 사이 남성인 경우 하루 20개비 이상 담배를 피우는 사람은 비흡연자보다 폐암 발병률이 6배 높고, 40개비 이상 피우는 사람은 12.6배나 높다고 합니다. 또 어릴 때부터 담배를 피우는 것이 매우 치명적인데, 15세 이전부터 피우기 시작한 사람은 20세 전후부터 피우기 시작한 사람보다 폐암 발병률이 5배 높습니다. 폐가 아직 완성되지 않은 어린 시기에 흡연이 매우 나쁜 영향을 끼치기 때문이죠.

흡연량과 질병에 의한 사망률을 비교해보면 어떨까요? 하루 10개비 이하를 피우면 비흡연자에 비해 사망률이 2.35배, 10~19개 비를 피우면 3배, 20~29개비를 피우면 3.11배, 40개비 이상을 피우면 3.5배 높아진다는 주장도 있습니다.[15]

우선 흡연이 폐에 끼치는 영향을 한번 살펴봅시다. 기관지는 폐 속으로 공기를 보내는 통로이며 담배연기가 여기를 통과하므로 영향을 가장 많이 받습니다. 지나친 흡연으로 만성기관지염에 걸리게 되면 폐의 탄력성이 점차 떨어지게 되지요. 이것이 폐기종입니다. 담배연기 속 타르에 들어 있는 자극성물질이나 유해가스 등이 기관지 점막을 자극해 이런 증세가 나타납니다.

흡연은 심장과 혈관에도 영향을 끼치며 특히 혈관 건강에 나쁩니다. 담배를 피우면 심장 근육에 혈액을 보내는 동맥이 좁아지므로 심장 근육에 영양과 산소가 부족해져 심근경색이나 협심증에 걸리기 쉽습니다. 니코틴 같은 여러 가지 유해물질들이 혈관의 구경을 좁게 만들기 때문이죠. 혈관은 여러 물질들에 의해서 수축되기도 하고 이완되기도 하는데, 니코틴 등이 혈관을 계속 수축된 상태로 있게끔 하는 거죠. 순환계질환에 대한 가장 큰 영향이라고 볼 수 있어요. 혈관이 수축되면 상대적으로 단위시간에 흘러가는 혈액량이 줄어들어 근육과 심장에 영양과 산소가 제대로 공급되지 않는 거죠. 이런 경우 산소가 부족해져 저산소증이 발생합니다. 저산소증이 발생하면 심장에 허혈, 즉 심장마비가 발생할 확률이 높아지고 심한 경우에는 하지가 괴사될 수 있습니다. 그래서 하지를 절단하기에 이릅니다. 절단 말고는 다른 치료 방법이 없으니까 말이에요.

흡연은 그밖에도 심장마비, 뇌졸중, 폐쇄성폐질환, 암, 말초혈관질환, 고혈압 등 다양한 질병을 일으킵니다. 심지어는 시력까지 잃을 수 있다고 해요. 폐암뿐 아니라 구강암, 인두암, 방광암, 췌장암 등 다양한 암 발병률도 높이죠.

흡연자들은 니코틴의 영향으로 위액 분비의 균형이 깨져 위궤양, 십이지장궤양 발병률이 비흡연자보다 2배나 더 높습니다. 임산부의 경우 혈액에 들어간 일산화탄소 등이 태반을 통해 태아에게 영향을 주며 조산이나 급성유아사망증후군 등을 유발하고 불임률을 높이기도 합니다. 비흡연 여성의 불임률이 4.6퍼센트인데 흡연 여성은 54퍼센트로 훨씬 높습니다. 유산율도 비흡연 여성이 15.3퍼센트인데 흡연 여성은 37.3퍼센트로 2배 이상 높습니다. 또 흡연 여성이 낳은 신생아의 몸무게도 평균보다 가벼운 경향이 있습니다. 남성에게는 발기부전이 일어날 확률이 높아집니다.

담배는 자기가 직접 피우는 것도 나쁘지만 주변 사람들을 간접흡연에 노출시킨다는 점 또한 문제입니다. 이렇듯 백해무익한 담배를 사람들은 왜 계속 피울까요? 우선 담배에는 독립의 의미가 강하게 담겨 있습니다. 젊은 학생들이 담배를 피운다는 건 독립된 개체로서 누릴 수 있는 하나의 행위를 상징하는 것이죠. 특히 여성에게는 해방의 의미도 강합니다.

흡연자들은 담배의 폐해를 잘 알면서도 담배가 스트레스 해소에 큰 도움을 주기 때문에 금연하기 어렵다고 말합니다. 이 현상은 오해에서 나온 것인데요. 흡연자들의 경우 담배를 피우지 않으면 니코틴 부족 현상 때문에 불안감과 스트레스가 높아집니다. 이런 상태에서 흡연을 하면 스트레스 레벨이 정상으로 돌아오고 긴장도도 감소하게 되어 마치 담배가 스트레스 해소에 좋은 효과가 있는 것처럼 느껴집니다. 그러나 사실 이것은 니코틴 결핍에서 오는 중독 현상입니다. 스트레스가 흡연에 의해 줄어드는 것이 아니라 니코틴이 보충됨에 따라 정상 상태로 되돌아온 것뿐입니다.

그래서 상당수 흡연자들은 금연하기보다는 전자담배를 이용합니다. 그렇다면 전자담배는 믿고 사용해도 될 만큼 건강을 해치지 않을까요? 전자담배는 액체에 열을 가하여 나오는 기체를 흡입하여 담배 피우는 것과 유사한 느낌을 갖도록 고안된 장치입니다. 전자담배 속 액체에는 니코틴(없는 경우도 있습니다), 프로필렌글리콜, 글리세린 등이 포함되어 있는데, 흡연의 해독을 줄이면서도 흡연과 비슷한 효력을 갖도록 만들어졌죠. 여기에는 벤조피렌은 없겠지만 상품에 따라 중금속을 비롯한 기타 독성물질이 소량 들어 있습니다. 지금으로서는 전자담배가 담배보다는 상대적으로 해가 덜하다고 여겨지는데, 2000년대에 등장한 비교적 최신 기기이기 때문에 장기적으로 봤을 때 어떤 효과가 있을지는 두고 봐야 아는 거죠. 전자담배가 건강에 미치는 영향을 정확히 파악하기 위해선 시간이 더 필요합니다. 특히 중금속에 의한 간접흡연과 환경오염이 주된 연구 주제로 떠오르고 있는 상황입니다.

중독성물질의
위험성

니코틴은 대표적인 중독성물질입니다. 이처럼 사람에게 해로운데 벗어나기도 어려운 중독성 화학물질은 또 무엇이 있을까요? 영국 신경정신약리학자 데이비드 너트David John Nutt와 그 연구팀이 2007년 여러 약물을 대상으로 중독성 정도를 조사하여 순위를 발표했습니다. 이 연구팀의 연구 결과에 따르면 중독성이 가장 강한 물질 1위는 헤로인이고, 2위는 코카인입니다. 3위는 앞서 언급한 담배에 들어 있는 니코틴이며, 4위는 바르비투르로 수면제나 진정제로 사용되는 물질입니다. 그리고 마지막으로 5위에 오른 알코올 역시 대표적인 중독성물질입니다.[16]

우선 1, 2위를 차지한 헤로인, 코카인 등의 마약류가 위험한 중독성물질입니다. 한때 유행했던 아편, 다들 기억하지요? 아편이 바로 헤로인의 원료입니다. 제가 어렸을 적에 한국 영화나 드라마에 항상 아편중독자가 등장해 집안을 망치는 이야기가 스토리의 중요한 부분이었습니다. 이런 아편은 양귀비꽃의 진액으로 만드는데, 사실 옛날에는 정원에 관상용 양귀비를 많이 심었습니다. 양귀비가 열매를 맺으면 그 열매를 잘 보관했다가 진통제나 감기약으로 쓰거나 술을 담그는 등 아주 유용하게 쓸 수 있었죠. 지금도 설사 치료에는 양귀비로 만든 아편만 한 게 없습니다. 한국전쟁 때는 전국적으로 설사병이 심했는데, 여기저기 피란 다니며 깨끗하지 못한 환경에서 온갖 것을 다 먹다 보니 설사병에 걸리지 않을 수 없었습니다. 그런데 양귀비꽃 진액을 손끝으로 약간만 떼어내어 손톱 밑의 때만큼만 먹어도 정말 드라마틱하게 설사가 딱 멈췄습니다. 지금은 마약 성분이 있는 양귀비를 사용하여 약을 조제하는 것은 물론 재배 자체가 철저히 금지되어 있기 때문에 양귀비꽃 진액을 설사약으로 쓸 수 없지만 과거에는 일반 가정집도 양귀비꽃을 비상약으로 가지고 있었습니다.

바이어Bayer라는 독일의 종합화학회사가 1900년대 초 미국 신문 『뉴욕타임스』The New York Times에 광고를 냈습니다. 이 회사는 19세기 말 아스피린을 개발하며 의약품 시장에 성공적으로 진출했는데, 광고를 살펴보면 가장 주요한 상품으로 내세웠던 아스피린뿐 아니라 헤로인도 찾아볼 수 있습니다. 광고 사진에서 보듯이 헤로인에 대한 설명으로 기침진정제the sedative for coughs라고 쓰여 있습니다. 이렇게 한때 마약이 약으로 취급되며 대놓고 팔리기도 했습니다. 지금도 네덜란드 암스테르담에 가면 이런 여러 가지 종류의 향정신성 마약류를 구입할 수 있습니다. 네덜란드와 같은 일부 국가들은 이런 약물을 합법화했기 때문이죠.

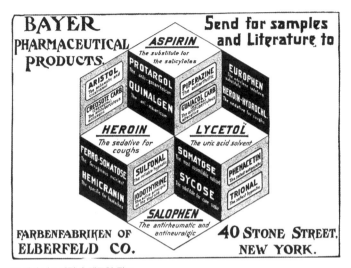

20세기 아스피린과 헤로인 광고

아편의 주성분으로 헤로인을 만들기 때문에 아편과 헤로인의 성분은 아주 유사합니다. 아편 문제는 1840년 청나라와 영국 사이의 전쟁의 원인이 될 정도로 세계사에 중요한 영향을 미치기도 했죠. 19세기, 아편으로 골머리를 앓던 나라는 아편전쟁으로 화를 입은 청나라뿐만이 아니었습니다. 당시 영국 런던에도 '아편 카페'가 있었는데, 카페에서 커피를 주문하듯 손쉽게 아편을 구매할 수 있었습니다. 그때 풍경을 그린 그림을 보면 사람들이 기분 좋은 표정으로 아편에 취해 있죠. 이 정도로 아편이 아주 성행했답니다.

그다음으로 중독성이 강한 물질은 남미에서 많이 나오는 코카인이라는 건데, 그 생김새가 커피 열매하고 비슷합니다. 코카인은

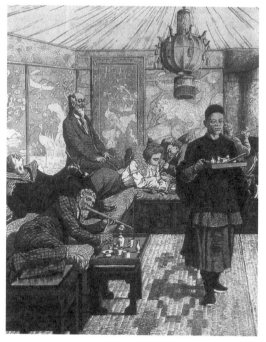

아편 카페

코카나무 잎에서 추출한 물질로 만드는데, 이 식물이 주로 페루, 볼리비아, 칠레 등지의 고지대에서 자랍니다. 코카인 발견 초기에는 마비효과를 이용한 마취제로 쓰였는데, 부작용이 심해 오늘날 의학용으로 사용되지는 않습니다. 짧은 시간에 강력한 각성효과를 일으키는 중추신경 흥분제로, 부작용으로 환각 증세가 발생하거나 우울감에 빠지고 심각하면 경련이 일어나기도 하죠.

　세 번째 중독성물질은 니코틴입니다. 전 세계적으로 담배를 끊으려고 시도한 사람의 85퍼센트가 다시 피운다는 통계가 있을 만큼 중독성이 강한 물질입니다. 그다음 중독성물질 중 4위로 꼽는 건 바르비투르인데, 주로 신경안정제나 수면유도제로 쓰입니다. 수면제는 비교적 쉽게 구할 수 있는 중독성 약물로, 우울증과 불면증 등을 치료하기 위해 단기적으로 처방됩니다. 그러나 동시에 '블루 불릿' '핑크 레이디'라는 별명을 가진 마약으로 사용되기도 하며, 과다 복용 시 호흡을 억제해 사망에 이를 수 있는 위험한 물질입니다.

마지막으로 중독성물질 5위가 알코올입니다. 술의 주성분인 알코올은 뇌 속 메신저를 방해함으로써 생각과 호흡, 심박수 등을 느리게 만드는 동시에 희열감을 증가시킵니다. 알코올은 특히 뇌에 많은 영향을 끼치는 것으로 알려져 있습니다.

소화기관을 통해 들어오는
화학물질

우리는 음식을 통해 필요한 영양분을 섭취하지만, 종종 원하지 않는 화학물질도 함께 먹게 됩니다. 이처럼 소화기관으로 들어오는 화학물질은 그래도 폐를 통해 들어오는 물질에 비해 조금 낫습니다. 왜냐하면 소화기관에는 해로운 물질에 대한 방어 시스템이 갖춰져 있기 때문입니다. 물론 그렇다고 해서 소화기관을 통해 들어오는 화학물질에 인체가 피해를 전혀 입지 않는 것은 아니지만 양이 적거나 독성이 적은 경우에 피해가 훨씬 덜하죠.

입을 통해서 들어오는 화학물질은 개인이 주의를 기울이면 대다수 피할 수 있습니다. 입으로 들어오는 화학물질을 줄이기 위해서는 최대한 가공식품을 피하고, 식품 용기도 되도록 플라스틱이 아닌 유리나 도자기로 된 것을 쓰는 것이 좋습니다.

혹시 먹는 것으로 인해 위장관이 손상을 입더라도 위장관은 워낙 길고, 또 위장관 일부를 잘라내더라도 불편하기는 하지만 생명에는 큰 지장이 없습니다. 그리고 우리 몸에는 아주 중요한 해독기관인 간이 있습니다. 해로운 화학물질은 간에서 대부분 해독합니다. 우리 몸의 화학적 소화를 담당하죠.

소화기관을 통해 화학물질이 바로 흡수되는 경우도 있으나 폐와 달리 물리적 장벽이 작용하고 있고, 혈액으로 흡수된 화학물질은 반드시 간을 거쳐야 하는데 간에서 주된 해독작용이 일어납니다.

간은 우리 몸에서 제일 크고 무거운 장기입니다. 물론 간은 해독 능력이 아주 뛰어나고 재생능력도 좋지만 간을 너무 믿어서는 안 됩니다. 간도 살아 있는 세포로 구성되어 있기 때문에 계속해서 해로운 화학물질이 혈액 속으로 들어오면 '더 이상은 못하겠다' 하고 두 손 드는 거죠. 간경화가 대표적인 현상입니다. 간경화가 일어나면 간세포가 제 기능을 못하게 됩니다. 따라서 단백질 합성이나 기타 우리 몸의 대사 과정에 큰 장애가 일어납니다.

간경화에 빠진 사람들의 특징은 배에 물이 차는 겁니다. 간경화증이 생기면 단백질을 제대로 만들어내지 못하기 때문이죠. 간이 감당할 수 없을 만큼 끊임없이 해로운 물질이 유입되면 간이 돌이킬 수 없는 상태에 이르게 됩니다. 그런데 아주 운이 좋으면 간은 이식을 할 수 있습니다. 다른 사람으로부터 간 전체를 이식받을 수도 있고 부분 이식을 받아서 간의 기능을 상당히 회복할 수 있습니다. 하지만 간을 이식해줄 수 있는 사람들이 항상 있는 게 아니고, 또 간이식은 비용이 아주 비쌉니다. 그러니 이처럼 중요한 간이 상하지 않도록 잘 관리해야 하겠죠?

우리는 화학물질을 완전히 피하면서 살 수 있을까요? 거의 불가능합니다. 화학물질이 너무 많아서요. 우리 주변에 어떤 화학물질이 있는지 볼까요? 색소·방부제·유화제·감미료 등 각종 식품첨가물부터 인스턴트 식품·가공육·통조림 등 다양한 가공식품, 식품을 저장하는 플라스틱 용기 및 각종 주방용품, 화장품, 농약 및 환경호르몬이 첨가된 농산물, 페인트, 건축 자재, 섬유 등 다수의 화학물질이 있고 물에도 화학물질이 들어 있을 수 있어요. 요즘은 공기도 큰 문제인데, 공기는 어디서 살 수도 없지요.

이처럼 우리 주변은 온통 화학물질투성이입니다. 그렇기 때문에 정부에서는 특히 판매되는 상품에 대해 확실하게 검사를 해서 건강에 해롭지 않은지 표시를 해주어야 합니다. 하지만 화학물질이 한두 개가 아닌지라, 그게 보통 일이 아닙니다. 지금과 같은 추세라면 화학물질은 앞으로 더 늘어날 것입니다. 정부 차원에서는 화학물질의 안전성을 확실히 검사해야 하고, 개개인은 이에 대한 배경지식을 길러 화학물질이 우리 몸에 어떤 영향을 주는지 잘 알고 있어야지요. 모든 화학물질을 다 피할 수는 없어도, 우리가 어떤 물질에 노출되는지는 알아야 이에 능동적으로 대처할 수 있을 테니까요.

미세먼지는
어디서 오는 걸까?

저는 20년 전부터 미세먼지와 미세먼지의 위험성에 대해 경고해왔습니다. 그런데 이에 대해 이야기를 할 때마다 많은 분들이 오히려 저를 공격했습니다. 미세먼지는 중국에서 오는 것이기 때문에 우리가 어떻게 해결할 수가 없다며 말이죠. 그러면 미세먼지는 100퍼센트 중국에서 온다는 증거가 있나요? 사실 뚜렷한 근거가 없습니다. 그냥 믿음이에요. 봄철에, 특히 황사가 날아올 때 미세먼지가 더욱 심하니까 사막이나 황토 지대가 있는 중국 탓이라 믿는 거죠. 물론 중국에서 오는 미세먼지도 많습니다. 그러나 우리는 단순히 모든 미세먼지가 중국에서 온다고만 생각해서 그걸 제대로 분석조차 하지 않았던 거죠. 이 먼지가 구체적으로 어디서 어떻게 오는 건지 말이에요.

미세먼지는 아황산가스, 질소산화물, 납, 오존, 일산화탄소 등을 포함하는 오염물질로 대기에 장기간 떠다니는 먼지 중에서 입자가 매우 작은 먼지입니다. 입자의 지름이 10마이크로미터 이하의 먼지이며 'PM10'이라고 표기하기도 합니다. 입자의 지름이 2.5마이크로미터 이하인 경우는 'PM2.5'라고 쓰며 초미세먼지 또는 극미세먼지라고 부릅니다.

이 미세먼지의 주요한 발생 원인은 자동차 매연과 공장의 오염물질입니다. 오늘날 발생하는 미세먼지 대부분은 이 두 곳에서 나옵니다. 옛날에는 미세먼지의 가장 중요한 발생 원인이 석탄이었습니다. 석탄이 주요 연료였기 때문에 난방부터 취사에 이르기까지 일상생활에서는 물론 기차, 공장 등등 각종 산업에서도 석탄을 사용했습니다.

여러분 혹시 1952년에 일어난 '런던 스모그 사건' 기억하나요? 우리나라뿐만 아니라 전 세계적으로 석탄 연료 사용에 따른 대기오염 문제가 심각했습니다. 특히 안개가 많은 영국 런던 지역에서 오염물질과 안개가 뒤섞인 스모그 현상이 발생하기도 했죠. 이 사건으로 많은 이들이 폐질환에 걸려 고통받았습니다. 제가 1970년대 말 런던에 갔을 때까지도 오후에 안개가 낀다는 예보가 나오고 실제로 슬슬 안개가 끼기 시작하면 대학에 있던 사람들이 전부 짐을 싸서 퇴근했어요. 안개가 끼면 앞이 보이지 않기 때문에 운전할 수가 없었으니까요. 그런데 지금은 런던에 안개가 거의 없습니다. 석탄을 일절 떼지 않으니 오염물질이 뒤섞인 안개가 없어졌어요.

지금은 오히려 한국에 안개가 더 많습니다. 그래서 지독한 안개가 끼는 현상은 공해하고도 밀접한 관계가 있다고 보는 겁니다.

과연 이 미세먼지는 어디서 왔을까요? 날짜에 따라서 다르고, 시기에 따라서도 다릅니다. 시기에 따라 바람의 방향이 다르기 때문에 먼지가 오는 방향이 달라지기 때문입니다. 2016년 한국 국립환경과학원과 미국항공우주국NASA이 공동으로 국내 대기질을 조사해 발표했어요. 당시 연구팀은 서울 올림픽공원에서 2016년 5월, 6월의 미세먼지 기여율을 측정했는데, 표8을 보면 이 시기의 미세먼지 중 34퍼센트가 중국에서 온 거예요. 우리나라 대부분의 사람들이 믿고 있듯이 90퍼센트 이상 중국에서 온다고 하는 것은 틀렸죠. 이건 제가 주장하는 것이 아니라 객관적으로 측정한 수치입니다. 이때 국내에서 발생한 미세먼지 비율이 52퍼센트였어요. 물론 황사가 있는 날은 중국의 기여율이 좀 더 많을 겁니다.

미세먼지를 놓고 왈가왈부 말이 많지만 가장 먼저 해야 할 일이 있습니다. 곳곳에 미세먼지를 측정하는 측정소를 지금보다 훨씬 더 설치하고 과연 미세먼지가 어디서 왔는가, 무엇 때문에 발생했는가를 파악하는 일입니다. 그걸 확실히 알아야 대책을 세울 수 있습니다. 미세먼지 수치가 좋은 날에도 기상도를 보면 서울이나 부산 쪽의 농도는 여전히 높습니다. 미세먼지가 모두 중국에서 온 것이라면 중국과 가까운 서해안이 수치가 가장 높고 반대로 동해안이 가장 낮아야 할 텐데, 실제로 그렇지가 않고 대도시 주변의 농

표8. 한-미 협력 국내 대기질 공동조사 결과

미세먼지 진원지	기여율
국내	52%
중국 내륙	34%
북한	9%
기타	6%

자료: 환경부, 국립환경과학원.

도가 높습니다. 그만큼 대도시에서 자체적으로 생산되는 미세먼지가 많다는 뜻입니다.

머리카락보다 작은
초미세먼지

앞서 말씀드린 대로 미세먼지 입자의 크기로 미세먼지와 초미세먼지를 구분합니다. PM10은 입자의 크기가 10마이크로미터 미만인 일반적인 미세먼지이고, PM2.5, 즉 입자의 크기가 2.5마이크로미터 미만인 먼지는 초미세먼지라고 구분해서 부르고 있죠. 마이크로미터라는 게 얼마나 작은지 잘 와 닿지 않죠? 이런 것들은 사람의 머리카락 굵기와 비교해보면 쉽습니다. 일반적으로 해변의 아주 고운 모래가 90마이크로미터 정도이고 사람의 머리카락 굵기가 50~70마이크로미터인데, 그에 비하면 10마이크로미터 미만의 미세먼지와 2.5마이크로미터 미만의 초미세먼지 입자는 비교도 안 될 만큼 작죠.

미세먼지는 인체의 폐포까지 침투하여 각종 호흡기질환의 직접적인 원인이 되거나 인체의 면역기능을 떨어뜨리는데, 입자의 크기가 작을수록 건강에 미치는 영향이 큽니다. 입자가 매우 미세하기 때문에 폐에서 걸러지지 않아 폐 속으로 들어가서 폐에 축적되거나 혈액 속으로 흡수되어 여러 가지 병을 일으키는 것이죠. 미세먼지 기준과 초미세먼지 기준이 다른데, 초미세먼지 기준이 미세먼지 기준의 절반 정도입니다. 초미세먼지는 대부분 자동차의 배기가스에서 많이 나오고 금속 등에도 포함되어 있습니다. 미세먼지는 이에 비해서는 입자가 큰데, 일반적인 먼지나 꽃가루, 곰팡이 등이 여기에 속합니다.

미세먼지
수치의 함정

미세먼지 수치는 날짜에 따라 다릅니다. 예컨대 2017년 3월 21일 자료에 따르면 세계에서 미세먼지 수치가 높은 도시 중 서울이 2위를 차지했습니다. 이걸 보고 사람들이 많이 놀랐죠. '중국이 있는데 왜 서울이?'라고 생각하면서요. 이 당시에 중국 베이징, 청두 모두 서울보다 미세먼지 수치가 낮았습니다. 저는 상하이에 1년에 한두 번씩 가는데, 거기 가서 보면 서울보다 대기질이 좋을 때가 많아요. 사람들이 미세먼지가 다 중국에서 오는 줄 아는데 그렇지는 않다는 말입니다. 전 세계에서 수치가 가장 높은 나라는 인도였습니다. 인도는 미세먼지 문제가 심각합니다.

서울의 미세먼지 기준 초과 일수를 살펴볼까요? 2017년 1월 1일부터 4월 10일까지 100일간 미세먼지 기준을 초과한 일수를 보면, 한국 기준으로는 10일이 채 안 됩니다. 그런데 WHO 기준으로는 40~60일이니, 측정 기간의 거의 절반 수준이죠. 서울이면 다 똑같을 거라고 생각하지만 서울 안에서도 지역에 따라 조금씩 다릅니다. 수치가 가장 높은 강동구의 경우에는 기준 초과 일수가 62일이었고, 강북구가 33일로 가장 낮았습니다. 서초, 강남, 송파 등 강남 쪽이 좋지 않은데, 이 지역은 차가 많고 교통 정체가 심해서 끊임없이 뿜어대는 배기가스가 많기 때문이라고 생각됩니다. 이런 문제 때문에 2018년 미세먼지 환경기준이 강화되어 수치가 소폭 조정되었습니다. 그러니까 이전까지 우리나라의 기준이 얼마나 느슨했는지 알 수 있죠.

이 미세먼지가 어디서 나오는지를 이야기할 때 많은 분들이 국외 부분, 즉 중국에서 넘어오는 부분에 대해서만 이야기합니다. 그러나 국내 미세먼지 기여율을 생각하면 우리나라 안에서 발생하는 미세먼지 부분만 개선되어도 대기질이 한결 좋아질 겁니다. 절반 이상은 국내에서 발생하는 것들이니까요. 우리는 그동안 그런 노력을 거의 안 했다는 겁니다. 가령 외국의 대도시들은 노후한 디젤차, 공해를 많이 배출하는 차들은 도심 진입을 못하게 막아두었

표9. 서울시 초미세먼지 '나쁨' 연속 관측 일수

관측 시기	연속 관측 일자	일별 농도 변화(단위: μm/㎥)
2015년 10월	19~21일	62-58-70
2016년 5월	25~27일	61-71-54
2017년 1월	1~3일	57-79-52
2017년 3월	19~21일	54-68-65
2018년 1월	14~18일	52-50-85-88-59

자료: 국립환경과학원.

습니다. 도심에는 녹색차량, 그러니까 공해 배출량이 적은 차들만 들어갈 수 있어요. 그것도 비싼 통행세를 내고요. 그런 외국의 대도시들에 비해 서울은 모든 차량 출입이 굉장히 자유롭죠. 그 대신 우리는 미세먼지의 피해를 입고 있는 겁니다.

자료를 보면 2015년부터 2016년, 2017년, 그리고 2018년까지 연년세세 공기가 점점 나빠지고 있음을 알 수 있습니다(표9 참조). 이전에는 3, 4월에만 미세먼지 수치가 높았다면 지금은 사시사철 그 수치가 높습니다. 중국 탓만 할 상황이 아닙니다. 또 사후 대책으로 해결할 수 있는 문제가 아니라 원천적으로 원인을 제거해야 할 문제입니다. 이를 위해서는 정부의 대처가 중요합니다.

미세먼지의 주범,
경유

　　　　　　　　　미세먼지의 원인을 살펴보면 우리나라에서 가장 문제가 되는 것은 자동차 배기가스와 화력발전입니다. 그다음 미세먼지를 일으키는 요인으로 산불, 페인트나 스프레이 사용, 자연 발생하는 먼지 등이 있습니다. 그리고 사막에서 날아오는 먼지, 화산 폭발의 잔해 등도 있지만 이런 것은 우리나라에서는 비중이 거의 없죠. 국내에서의 문제만 놓고 보자면 자동차 배기가스가 가장 주요한 미세먼지의 발생 원인입니다. 배기가스 중에서도 제일 문제가 되는 게 바로 경유차입니다.

　저는 운전을 자주 안 하지만 가끔씩 해야 할 때가 있는데, 이때 제 목표는 딱 한 가지입니다. '어떻게 하면 빨리 갈까'가 아니라 '어떻게 하면 SUV 차량이나 화물차 뒤를 따라가지 않을까'입니다. 그런데 거의 불가능합니다. 그런 차들이 너무 많거든요. 그래서 운전하다 보면 계속 경유차 뒤를 따라가고 있더군요. 제가 아는 사람이 SUV 차량을 사겠다고 하면, 경유차 뒤에 10분만 서 있어 보라고 합니다. 그걸 버틸 수 있으면 경유차를 타라고 하죠. 경유차에서는 미세먼지가 포함된 독한 가스가 뿜어져 나옵니다.

　경유는 가솔린과 다르게 오염물질을 많이 발생시킵니다. 특히 유황 성분이 많이 포함되어 있는데, 이 성분 때문에 공기 중으로 황산화물질이 다량 배출됩니다. 주로 발생하는 오염물질은 질소산화물이나 이산화황 등인데, 이를 줄이기 위해서는 디젤엔진의 배기가스에서 나오는 완전히 연소되지 않은 질소산화물이나 탄화수소 찌꺼기 등을 걸러주는 장치가 필요합니다. 이런 유해물질을 섭씨 550도 정도의 높은 온도로 다시 태우는 '디젤 분진 필터 장치'와 암모니아 수용액을 분사해 화학적으로 질소산화물을 중화하는 '선택적 환원 촉매 장치' 부착을 의무화하고 있습니다.

우리나라에서는 얼마 전까지 이런 장치를 부착하지 않고 경유차를 양산, 판매하여 미세먼지 발생의 주요 원인으로 지목되었습니다. 선진국에서는 경유의 유황 성분 함량을 제한하는 규정을 두고 경유 자체의 품질을 향상시키기 위해 노력하고 있는데 우리나라에서는 2009년에서야 저유황 경유를 의무화했습니다. 경유는 국제암연구소[IARC]에서 지정한 2B등급 발암물질, 즉 사람에게 암을 일으킬 가능성이 있는 물질로 분류되고 있지요.

경유와 휘발유는 어떻게 다를까요? 원유에는 끓는점이 다른 여러 물질들이 혼합되어 있는데, 원유를 가열하면 각 원료가 끓는점에 따라 정제, 분리됩니다. 섭씨 20도 정도에서 부탄, 프로판 가스가 나오고 150도 정도에서 휘발유가 나오지요. 경유는 300도 정도에서 분리되고 이때 무거운 질량을 가진 유황화합물, 질소화합물이 섞여 나오게 됩니다.

분별증류 방법으로 원유를 정제할 때 얻어지는 경유에는 유황 성분이 다량 함유되어 있는데, 환경오염을 일으키는 에너지원, 미세먼지와 산성비를 일으키는 주범으로 지목되어 여러 나라에서 경유의 유황 함유량, 경유차의 미세먼지 배출량을 엄격히 규제하고 있습니다. 경유의 유황 성분을 줄이기 위해 저유황 경유를 생산하고 있으나 이 과정은 경유의 마찰력을 크게 높여 이를 다시 줄이기 위해 다른 첨가물을 넣어야만 하는 역설적 상황이 발생합니다.

이러한 문제를 어떻게 해결해야 할까요? 정부가 그 해결책을 내놓는 일에 너무 소극적입니다. 2015년에 신규 등록된 주요 연료별 국내 자동차 비중을 보면 가솔린과 가스 자동차는 줄어드는 반면에 경유차는 계속 늘어납니다. 경유차 점유율이 무려 52.5퍼센트에 달했죠.[17] 그러니까 미세먼지가 자꾸 늘어날 수밖에 없어요. 우리나라에 등록 가능한 자동차 번호판은 2천만 개라고 하는데, 이미 그 수를 넘어서서 2019년부터는 새로운 번호판 체계를 도입했죠. 그 정도로 차가 많습니다. 2019년 상반기 자동차 등록 대수 중 경유차는 42.5퍼센트였다고 합니다. 최근에는 경유차 증가세가 둔화하고 있다고는 하지만 유류 소비 통계를 살펴보면 경유 소비는 10년간 꾸준히 늘고 있어 이 문제는 더 지켜봐야 할 듯합니다.[18]

제가 20여 년 전에 제주도에 강의를 나가서 사람들에게 이런 건의를 했어요. 제주도는 여러 면에서 특수한 곳이기 때문에 깨끗한 환경을 만들어야 하는데 그러기 위해서는 맨 먼저 경유차를 없애라고요. 제주도는 차들이 육지에서처럼 마음대로 왕래할 수 없으니 가능하잖아요. 제주도에서 경유차를 없애고 전기차를 적극

도입하면 세계 여러 기관에 연락해서 홍보를 해주겠다고 했었죠. '경유차 없는 클린 제주도'라고 선전하면 얼마나 좋겠느냐고 했는데 아무도 듣는 사람이 없었어요.

앞으로는 이렇게 경유차를 줄이는 방향으로 나아갈 텐데, 지금은 조금 달라졌다고 하지만 이전까지 우리나라에서 내수용으로 판매되는 디젤차에는 매연 저감 장치를 거의 붙이지 않았어요. 그걸 붙이면 당장 50만 원 정도가 더 든다고 해서 비용 절감 차원에서 생략한 거죠. 결국 이런 일들은 비유하자면 전 국민을 담배 피우는 환경에 노출한 거나 다름없습니다. 우리나라에서 미세먼지 기준을 선진국 수준으로 바꿔야 한다는 논의가 나온 것도 불과 2년 전인 2018년입니다. 이전까지는 우리 기준이 WHO 기준보다 2배 정도 관대했습니다. 그러다 보니 '미세먼지 나쁨'이라는 경보도 다를 수밖에 없었고요. 우리나라 사람들이 미세먼지에 유독 강해서 그런지는 모를 일이죠. 저의 개인적인 생각이지만 우리 정부 정책이 이제까지는 국민들의 건강보다는 재벌이나 산업체 위주로 결정되어온 것 같습니다. 그들을 위해 기준 자체를 이렇게 약하게 설정했던 거죠. 어느 신문 기사의 제목처럼 '금수강산은 옛말'이 되어버렸습니다.[19]

백해무익
미세먼지

미세먼지가 건강에 미치는 영향을 살펴보죠. 최근 WHO의 보고에 의하면 매년 전 세계에서 700만 명에 달하는 사람이 대기오염으로 사망한다고 합니다. 우리나라에서는 사망 원인 1위가 암이지만 인도에서는 사망 원인 1위가 미세먼지입니다. 공해를 유발하는 공장들 대부분이 인도에 가 있다고 해도 과언이 아닐 정도로 인도는 공해문제가 심각합니다. 그런데다가 인구밀도도 높고, 위생 상태도 나쁘다 보니까 이런 결과가 나오는 거죠.

중국에서는 2013년에 50만 명이 미세먼지 때문에 죽은 것으로 집계되었습니다. 유럽에서는 최근 산업화가 급격히 진행되고 있는 동구 지역이 공해문제가 심각하며 관련 질병으로 43만 명이 사망했습니다. 엄청난 인구가 미세먼지에 의해 희생되고 있고, 특히 심혈관계질환은 디젤차량의 배기가스와 밀접한 관계가 있습니다.

문제는 미세먼지가 우리 몸에 끼치는 영향에 대한 연구가 아직까지 충분하지 않았다는 점입니다. 미세먼지 수치가 높은 나라는 대개 선진국이 아니기 때문에 이에 대해 연구를 충분히 할 수 없었죠. 수치가 높은 나라들은 미세먼지 말고도 당장 먹고사는 문제에 급급한 경우가 많거나, 혹은 미세먼지 문제의 심각성을 인식한 지 얼마 되지 않은 곳들입니다. 우리나라도 마찬가지여서 미세먼지와 건강의 관계에 대한 연구가 아직 부족합니다.

그럼에도 미세먼지가 어떤 영향을 미치는지 찾아볼까요. 우선 노인사망률이 증가합니다. 미세먼지가 면역력을 떨어뜨리기 때문에 복합적인 요인으로 작용하겠죠. 그다음으로 임산부와 태아의 건강에 무척 나쁜 영향을 미칩니다. 특히 중앙아시아 아랄해에서는 공해물질이 축적되었다가 건기에 미세먼지로 날아와 큰 피해를 주는데, 아랄해 근처의 투르크메니스탄 어린이들은 폐활량 등 폐기능이 유럽 어린이들에 비해 현저히 낮은 것으로 나타났습니다. 또 미국의 한 대학병원이 1700여 명의 아동을 조사한 바에 따르면 미세먼지 농도가 짙은 지역 출신 아이들은 타지역에서 태어난 아이들보다 폐기능장애를 겪을 가능성이 커진다고 합니다. 이 때문에 어떤 전문가들은 미세먼지를 '조용한 살인자'라고 부르기도 하죠.

미세먼지는 천식, 두통, 그리고 기관지염이나 만성폐쇄성폐질환 등과 관련이 있습니다. 초미세먼지에 장기간 노출되면 혈관벽에 염증이 생겨 심혈관질환을 유발하고, 관련 질병에 의해 사망할 확률이 8~18퍼센트 증가한다는 연구도 있습니다. 구체적으로는 1세제곱미터당 초미세먼지 25마이크로그램에 2시간 이상 노출되면 심혈관질환으로 사망할 확률이 48퍼센트 증가합니다. 혈압도 상승하고 심장박동도 불규칙적으로 변하며 동맥벽이 두꺼워져 급성심장마비가 오기도 합니다.

또 미세먼지는 동맥경화, 뇌경색, 심근경색 등을 유발하고 아토피와도 밀접한 관련이 있죠. 인슐린에 전혀 반응하지 않는 인슐린 저항성 당뇨병을 일으키기도 합니다. 어떤 연구 결과에 따르면 대기오염이 남성 정자의 기형이나 청소년의 생리불순을 유발하기도 한다고 하니 문제가 심각하죠. 특히 어린이들에게 미치는 영향이 큽니다. 이게 참 문제죠. 앞으로 오랫동안 살아야 할 사람들이니까요. 이런 것들을 보면 밖에 나가기가 겁이 납니다.

어쨌든 이러한 상황에 우리가 어떻게 대처할 것인가가 가장 중요한 문제입니다. 앞서 말씀드린 것처럼 식습관과 관련된 질병은 개인의 노력으로 상당 부분 개선할 수 있지만 화학물질과 미세먼지 등은 개인이 할 수 있는 역할이 거의 없습니다. 게다가 독감처럼 바이러스에 의해 유발되는 질병은 몸에서 금방 반응하지만 미세먼지에 의한 질병의 증상은 시간이 오래 지나야 나타나기 때문에 훨씬 더 위험합니다.

미세먼지를 어떻게
피할 것인가

요즘 미세먼지 수치를 알려주는 애플리케이션들이 많죠. 제가 쓰는 애플리케이션 이름이 뭔지 아세요? '창문 닫아요'입니다. 원칙대로라면 창문을 열고 환기를 해서 공기를 깨끗하게 해야 하는데 창문을 열면 미세먼지가 더 들어오니까 창문을 닫으라는 겁니다. 슬프고 우울한 현실입니다.

문제는 어떻게 해서 미세먼지를 피하고, 미세먼지가 유발하는 질병에 걸리지 않을 것인가인데, 사실은 뾰족한 해결 방법이 없습니다. 우선 미세먼지가 우리 몸에 유입되는 경로를 차단해야겠죠? 특히 호흡기를 통한 화학물질의 유입을 차단해야 하는데 첫 번째 대책이 철저한 실내 환기입니다. 이건 물론 그날의 미세먼지 수치, 주변 환경에 따라서 달라집니다. 자동차가 많이 다니는 도로에 접해 있다면 창문을 여는 게 오히려 해가 되겠죠. 다만 요리를 할 때는 미세먼지나 해로운 물질들이 많이 생기기 때문에 꼭 환기를 해주는 게 좋습니다. 일례로 튀김기 옆에 서 있는 것은 간접흡연을 하는 것과 마찬가지라고 보면 됩니다. 환기가 어려울 때는 레인지 후드를 적극적으로 사용하고, 레인지후드를 수시로 청소해주는 것이 중요합니다. 집안 청소를 자주 해야 하며, 특히 물걸레질이 아주 효과적이죠. 또 먼지와 진드기 등이 많은 침구를 자주 점검하고, 되도록 불필요한 화학물질은 사용하지 않는 편이 좋습니다. 냄새와 세균보다 화학물질이 가득 들어 있는 방향제와 살균제가 훨씬 위험할 수도 있으니까요.

호흡기를 통한 미세먼지와 화학물질의 유입을 차단하는 거의 유일한 해법은 마스크를 착용하는 것입니다. 그런데 마스크도 보통 마스크가 아닌 미세먼지를 차단하는 기능성 마스크를 사용해야 하는데, 최소한 KF80 이상 되는 마스크를 착용해야 합니다. 여기서 KF는 '코리안 필터'Korean filter의 약자이며, KF80은 미세먼지의 80퍼센트를 걸러준다는 의미입니다. 다만 마스크의 필터 효과가 높을수록 착용 시 불편한 점이 있는 것은 사실입니다. 마스크를 써도 완전히 차단되지 않는 부분이 있는데, 바로 미세먼지가 눈으로 들어오는 경우입니다. 이건 어떻게 막을 수가 없습니다. 사실 제대로 막으려면 고글을 써야 하는데, 그러면 일상생활이 매우 불편하겠죠.

이런 것들이 개인적인 수준의 대책이라면 훨씬 더 중요한 국가적 대책은 다음과 같은 것이겠죠. 우선 디젤차량의 생산·판매 금지 및 도시 진입을 금지하는 조치가 필요합니다. 그리고 경유 가격을 대폭 인상하여 디젤차 구입 동기를 줄이고 기존 운행 차량에 대한 매연 저감 장치 부착을 의무화해야겠죠. 또 화력발전소를 단계적으로 폐쇄하고, 자동차도 되도록 전기자동차로 전환하는 추세로 가야 합니다. 중국 등 주변국과 미세먼지 감축 협력 방안도 세워야겠지요. 무엇보다 경제 논리보다는 국민들의 건강을 우선으로 하는 정책을 수립해야 합니다.

4장

내 몸을
지키는
생활습관

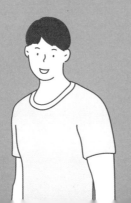

질병의
원인을 찾아라

다시 처음으로 돌아가 사람이 병에 걸리는 원인이나 질병 유형의 변화에 대해 이야기해봅시다. 의학이 발전하기 전 수많은 사람들의 목숨을 앗아갔던 질병은 전염병이었습니다. 전염병은 세균이나 바이러스 따위의 병원체가 다른 생물체에 옮아 집단적으로 유행하는 병을 말하는데, 서양의학이 동양의학보다 우위를 점하고 전 세계를 지배하게 된 것이 바로 전염병을 제어하게 되면서부터입니다.

동양과 서양은 전염병에 대한 해석이나 치료 대책이 많이 달랐습니다. 서양의학에서는 전염병을 일으키는 외부의 원인을 찾고 원인을 제거하는 데 주력하여 세균학이 발달했고 그 결과 항생제의 발견에 이르게 되었으나, 동양의학에서는 전염병의 일으키는 특정 세균 같은 인자를 찾기보다는 병이 외부의 여섯 가지 인자(바람, 추위, 더위, 습기, 건조, 불)들에 의해 일어난다는 생각에 집중해 그에 대한 대증요법이 주로 발전했습니다. 서양의학의 방식은 전염병에 대처하며 의학에 많은 진보를 가져왔으나 만성질환이나 생활습관병에 대한 문제는 여전히 숙제로 남아 있습니다. 반면에 동양의학의 방식은 전염병 관리 차원에서 서양에 크게 뒤졌지만 만성병이나 생활습관병의 병인이나 대처법은 뛰어나 서양의학에서도 인정을 받고 있습니다.

결핵, 장티푸스, 이질, 일본뇌염과 말라리아 등 아직까지도 많은 전염병이 퇴치되지 않았으나 19세기 이후 위생 상태가 개선되고 항생제가 발명되면서 대부분의 전염병을 치료하거나 관리할 수 있게 되었습니다. 전염병과의 싸움에서 일정 부분 승리한 것이죠. 그러면 그 후로 모든 질병 문제가 해결되었을까요? 아닙니다. 건강을 위협하는 새로운 병이 나타났습니다. 바로 생활습관병입니다.

생활습관병이란 말 그대로 나쁜 생활습관으로 인해 생겨나는 질병을 말합니다. 예를 들어 엎드려 자는 습관이 있으면 허리는 들어가고 엉덩이뼈와 등뼈가 나오게 되어 척추에 변형이 올 수가 있죠. 담배를 많이 피운다거나 정기적으로 더러운 물을 마셔서 생기는 질병 또한 여기에 포함됩니다.

마시는 물로 인해 생기는 질병의 대표적인 예가 중국인들의 주요 사망 원인인 간암입니다. 중국인들에게 간암의 발병률이 특히 높은 이유는 물 때문인데요. 아직 완전히 깨끗한 수돗물이 공급되지 않는 지역이 많아 지역별로 물에 독소가 포함된 경우가 있습니다. 오염된 물을 계속 마시면 간이 지속적으로 손상받기 때문에 간염 또는 간암으로 발전할 가능성이 높아지죠. 우리나라도 위생 상태가 나쁘던 때는 간염 발병률이 높았습니다. 간염은 젊었을 때 걸려 잘 치료했다고 하더라도 나중에 간경화나 간암으로 발전할 가능성이 상당히 높기 때문에 관리가 중요합니다.

20세기 이후 급증한 생활습관병도 지금은 그 치사율이 많이 낮아졌습니다. 질병의 원인이 대부분 밝혀졌기 때문입니다. 가령 담배 피우는 습관으로 인해 폐질환이 생긴다면 담배를 끊으면 되고, 중국의 경우처럼 깨끗하지 않은 물 때문에 간이 나빠진 경우 정수기를 사거나 생수를 마시면 됩니다. 자세가 나빠서 생긴 병은 자세를 교정하면 되고요. 이론상 생활습관을 고치면 병에 걸리는 비율인 이병률을 상당히 낮출 수 있습니다. 그러나 나쁜 습관을 고치는 게 쉬운 일은 아니지요. 자세, 운동부족, 식이습관 등에 의해 발생하는 생활습관병은 여전히 해결하지 못한 숙제입니다.

숙면의
건강학

잠이 보약이라는 말 들어보셨죠? 상투적이기는 하지만 수면의 중요성을 이만큼 잘 표현한 말도 없을 듯합니다. 몸에 별다른 이상이 없어도 하룻밤 잠을 설치면 다음 날 일할 때 몸이 힘들고 피로하다가도 5분간의 짧은 낮잠으로 에너지를 얻기도 하니까요. 실제로 우리는 일생의 3분의 1 정도를 잠을 자는 데 소비하고 있습니다. 그만큼 수면이 건강에 미치는 영향을 무시할 수 없겠지요.

흔히 현대인의 20퍼센트 정도는 건강한 수면을 취하지 못하거나 깨어 있을 때 어려움을 느끼는 수면장애를 겪고 있다고 합니다. 5명 가운데 1명이라니 적지 않은 수치입니다. 하지만 흔하다고 해서 가볍게 보면 절대로 안 되는 것이 바로 이 수면장애입니다. 상당수의 정신적·신체적 질환이 수면장애와 연관되기 때문이죠. 우울증, 비만, 그리고 수많은 질병의 초기 증상이 수면장애로 나타나며 특히 정신질환과 관계된 문제의 대부분은 잠만 잘 자도 생겨나지 않습니다.

실제로 사람들은 우울증이나 정신질환이 수면을 방해한다고 생각하지만, 반대로 수면부족이 오히려 이런 질병을 유발한다는 연구 결과가 있습니다. 영국 옥스퍼드대의 한 연구팀은 연구 대상자 3800여 명에게 불면증 인지 행동 치료를 해서 숙면을 취하도록 도운 결과 우울증이나 불안증이 20퍼센트 정도 낮아진다는 사실을 발견했습니다. 그뿐만 아니라 타인에 대한 신뢰감이 증가해 행복감도 높아졌고요. 환각, 악몽 같은 증상도 훨씬 줄어들었습니다.[20] 따라서 밤에 쉽사리 잠을 이루지 못하거나 충분히 잤는데도 계속

해서 피로감을 느끼고 각성 상태를 유지하기 어렵다면 그 원인을 정확히 파악하고 넘어가야 합니다.

건강한 수면을 구성하는 두 축이 바로 수면의 양과 질입니다. 그중 수면의 양은 생애주기마다, 사람마다 적정량에 차이가 있습니다. 먼저 나이에 따른 적정 수면 시간을 살펴봅시다. 갓 태어난 신생아의 경우 1일 적정 수면 시간은 16시간 정도이나 나이가 들수록 그 시간이 점점 짧아집니다. 그러다가 성인이 되면 평균 수면 시간이 6~8시간 정도로 맞춰진다고 합니다. 물론 이 시간에도 개인차가 있습니다. 누구는 5시간이면 충분하고, 또 누구는 9시간이어도 부족할 수 있죠. 각자 자기에게 맞는 수면 시간이 있을 겁니다.

요즘 제 목표 수면 시간은 5시간입니다. 중간에 깨지 않고 5시간을 내리 자면 잘 잤다고 생각하죠. 그런데 여기서 주의해야 할 점은 수면 시간에 집착하지 않는 것입니다. 실제로 많은 불면증 환자들이 수면 시간 자체에 너무 큰 의미를 두면서 걱정하고 압박감을 느낍니다. 하지만 시간이야 어떻든 그 시간 동안 양질의 수면을 취했고 그 결과 피로감을 느끼지 않는다면 그걸로 괜찮습니다. 저는 시험을 앞두고 일주일간 밤샘 공부를 한 적도 있었는데, 그래도 괜찮았습니다. 잠을 거의 자지 않고도 얼마든지 살 수 있어요. 그러므로 절대적인 수면 시간에 대해 너무 신경을 쓰지 않는 것이 좋습니다.

수면의 양보다 중요한 것이 수면의 질입니다. 그런데 수면의 질에 대해 설명하기 위해서는 수면의 종류에 대해 이야기해야 합니다. 널리 알려진 대로 수면은 대개 꿈을 꾸는 깊은 잠인 렘수면^{REM sleep}과 꿈을 꾸지 않는 논렘수면^{NREM sleep}으로 나뉘고, 논렘수면은 다시 얕은 잠과 깊은 잠으로 나뉩니다. 뇌파 검사를 통해 수면 양상이 이 두 가지로 구분된다는 것은 밝혀졌으나 왜 그렇게 나뉘는지는 아직 아무도 모릅니다. 다만 두 가지 잠이 다 필요하다는 것은 틀림이 없지요.

렘수면은 몸은 자고 있으나 뇌는 깨어 있는 상태의 수면으로, 일반적으로 꿈을 꾸는 잠입니다. 이 수면의 특징 중 하나인 '급속안구운동'^{rapid eye movement}에서 붙여진 이름입니다. 이때는 말 그대로 눈동자가 빠르게 움직입니다. 반면 논렘수면은 렘수면과 다르게 안구 운동이 거의 없고 심박수와 호흡이 두드러지게 감소하며 근육이 이완됩니다. 이때는 꿈도 꾸지 않는 채로 사지 근육이 이완되는 깊거나 얕은 잠을 자게 되죠. 이와 같이 상이한 양상을 보이는 렘수면과 논렘수면은 각각 정신적 피로와 육체적 피로를 덜어주는 역할을 한다고 이해되고 있습니다.

어린아이일수록 수면 시간이 길다고 했는데, 그중 대부분은 꿈꾸는 잠, 즉 렘수면을 합니다. 아이가 자는 걸 보고 있으면 눈동자가 끊임없이 움직이고 혼자 무언가를 중얼거리는 것처럼 보이기도 합니다. 아이들이 어머니 배 속에 있을 때는 거의 24시간 꿈을 꾸고 있다고 합니다. 대체 무슨 꿈을 꾸는 것인지 궁금하지만 알

수가 없지요. 아이가 세상에 태어나 성장하면 할수록 렘수면이 적어집니다. 옛말에 '나이가 들수록 꿈이 없어진다'고 했는데 이는 과학적으로 검증된 표현이라고 할 수 있죠.

편안한 수면은
진화의 산물?

수면과 관련된 재미난 이야기가 많은데 그중에서 여러분에게 소개해주고 싶은 것이 동물의 수면과 수면 형태의 진화에 대한 이야기입니다. 여러분은 인간 말고 다른 동물이 잠자는 장면을 보거나 그들의 수면 방식에 대해 생각해본 적이 있나요? 아마도 많은 분들은 강아지나 고양이 같은 우리 주변의 반려동물들의 잠을 떠올릴 겁니다. 그렇다면 나비와 같은 곤충의 잠은 어떨까요? 물속의 물고기들을 어디서 어떻게 자는지 알고 있나요?

동물들이 휴식을 취하는 모습은 제각각입니다. 잠자리나 나비 같은 곤충은 겉모습만 봐서는 잠을 자는지 안 자는지 알 수 없습니다. 새들은 나무에 매달려서 자기도 하고 물 위에서 다리 하나를 들고 자기도 합니다. 바다사자들은 혼자 자는 게 아니라 떼로 모여서 잠을 잡니다. 왜 이렇게 제각기 다양한 모습으로 잠을 잘까요? 물론 생존을 위해서입니다. 잠을 자는 동안에는 외부의 위험에 그대로 노출되기 때문이죠.

실제로 동물의 수면 형태는 진화의 단계나 먹이사슬에서의 위치에 따라 다릅니다. 예를 들어 어류나 양서류는 휴식은 취하되 잠을 자지는 않는 반면, 하등 파충류는 꿈을 꾸지 않는 논렘수면만 취하죠. 이에 비해 고등 파충류와 조류는 논렘수면과 아주 짧은 렘수면을 번갈아 하고 포유류는 렘수면과 논렘수면을 반복합니다. 물론 그 세세한 양상은 포식捕食·피식被食의 여부와 해당 동물의 연령에 따라 다르지만요. 포식은 다른 동물을 잡아먹는 것, 피식은 다른 동물에게 잡아먹히는 것을 뜻합니다.

보기에 가장 안쓰러운 형태의 수면을 취하는 것이 바로 초식동물들입니다. 초식동물의 잠을 분석해보면 다른 포유류와 마찬가지로 렘수면과 논렘수면을 반복하지만 렘수면은 거의 취하지 못합니다. 꿈을 꾸는 중에 잡아먹힐지도 몰라서 그런 걸까요? 초식동물은 대부분 잠을 자면서도 늘 주변을 경계합니다. 편한 수면을 취하지 못하는 것이죠. 그런 탓에 공동생활을 하는 동물들은 그룹을 나눠 일부는 잠을 자고 일부는 보초를 서는 방식을 택하기도 합니다. 그런 점에서 우리 인간이 이토록 편안한 잠을 잘 수 있는 것은 진화를 거쳐 먹이사슬의 위쪽을 차지한 덕이겠죠.

꿀잠 자는
꿀팁

'꿀잠'을 자기 위해 가장 중요한 것이

햇볕을 쬐는 겁니다. 특히 아침 햇볕을 30분 이상 쬐면 여러 가지로 건강에 좋습니다. 여러분이 잘 알다시피 햇볕을 쬐면 비타민D가 합성되기 때문에 몸에 이로울 뿐 아니라 신체 대부분의 기능 역시 좋아집니다. 아침 햇볕이 좋은 가장 큰 이유는 신체리듬을 일깨워주기 때문입니다. 신체가 이 리듬을 제대로 인식할 수 있도록 선글라스는 착용하지 않는 것이 좋다고 합니다. 밤 동안에는 미세먼지를 생산하는 산업활동이 중단되고 차량 운행도 줄어들기 때문에 대기질도 아침이 저녁보다 좋습니다.

만족스러운 수면을 위해서는 여러 준비가 필요합니다. 우선 편안한 수면 환경을 만들기 위해 침실에는 되도록 불필요한 가구나 물건을 두지 않는 편이 좋습니다. 당장 읽어야 할 보고서나 지불해야 할 청구서 등이 침대 옆에 쌓여 있다면 편안한 마음으로 잠들기 어렵겠지요. 또 가구나 침구 등은 자연적인 느낌을 주는 색이나 소재를 선택하여 편안한 느낌이 들게 하고, 침대는 되도록 문에서 먼 곳에 두는 게 좋습니다. 만일 침대를 문 근처에 배치한다면 그만큼 침대 주위로 움직임이 많아져 불안감을 가져올 수 있기 때문입니다.

쾌적한 수면 환경을 갖췄다면 잠드는 시간에도 유의해야 합니다. 잠드는 시간은 사람마다 천차만별이죠. 새벽녘에 잠들어서 점심시간이 다 되어서야 일어나는 올빼미형도 있고, 새벽같이 일어나서 초저녁에 잠드는 종달새형도 있습니다. 이중 어떤 것이 옳다고는 판단할 수 없지만 대개는 자연의 사이클을 따르는 편이 좋습니다. 해가 뜨면 일어나서 활동하고 해가 지면 잘 준비를 하는 것이지요.

편안한 잠자리를 만드는 데 빼놓을 수 없는 것이 침실의 조도입니다. 침실의 조명은 아주 어두운 것이 좋습니다. 그래서 두꺼운 암막 커튼을 추천합니다. 그러나 너무 어두워 다칠 위험이 있거나 지나치게 어두운 것을 싫어하는 분들에게는 아주 연붉은 빛을 내는 등이 좋습니다. 피해야 할 조명은 파란색 전구입니다. 붉은색은 낮이 지나고 밤이 왔다는 신호를 주지만 파란색은 아직도 낮이라는 신호여서 숙면에 방해가 됩니다.

사실 언제 자는가 하는 문제에서 중요한 것은 잠들기 시작한 시간 그 자체보다 마지막 식사와 수면 시간의 간격입니다. 요 근래 수많은 현대인을 괴롭히는 질병 중 하나가 바로 역류성식도염인데요. 역류성식도염은 위의 내용물이나 위산이 식도로 역류하여 식도에 염증을 발생시켜 가슴 통증이나 속쓰림, 답답함, 목 이물감 등을 유발하는 질병입니다. 이 역류성식도염을 일으키는 가장 큰 원인이 식사 후 2시간 이내에 잠을 자는 습관이기 때문에 몇 시에 식사를 하든 최소한 그로부터 2시간은 지난 후에 잠자리에 들어야 합니다. 그렇기 때문에 되도록 늦은 식사 자리는 피하는 것이 좋지요. 게다가 앞서 언급한 것처럼 섭취한 음식물을 다 소화하지 못한 채로 잠이 들면 몸이 쉬지 못하고 계속 일을 해야 하기 때문에 완전한 휴식을 취할 수 없습니다.

잠들기 직전에는 텔레비전을 보거나 스마트폰을 하지 않아야 합니다. 텔레비전을 꼭 보려거든 골치 아픈 소식을 전하는 뉴스나 긴장감을 높이는 스릴러 같은 장르는 피하고 편안한 마음을 들게 하는 자연 다큐멘터리나 웃음을 주는 예능 프로그램을 보는 편이 좋습니다. 그런데 텔레비전이나 스마트폰이 수면에 방해가 되는 것은 비단 내용 때문만은 아닙니다. 디지털기기 화면에서 나오는 블루라이트가 수면 사이클을 조절하는 멜라토닌 분비를 저해하여 잠드는 것을 방해하기 때문이죠. 한 연구에 따르면 야간에 블루라이트에 오래 노출되면 커피를 마실 때보다 2배 더 높은 확률로 수면장애를 일으킨다고 합니다.[21] 따라서 야간에는 블루라이트를 차단하는 노란색 안경을 끼거나 TV 또는 스마트폰에 내재된 블루라이트 차단 기능을 사용하는 편이 좋습니다.

또 낮 시간 동안 신체활동이 부족하면 불면증이 생기기도 하지요. 실제로 낮에 운동을 꾸준히 하는 사람들은 그렇지 않은 사람들보다 불면증에 걸릴 확률이 적다고 합니다. 여기에는 복합적인 이유가 있는데요. 우선 햇빛에 노출되어야 멜라토닌이 생성되기 때문이기도 하고, 또 운동이 스트레스 해소에 도움을 주어 심리적·정신적 이완 효과를 가져다주기 때문이기도 합니다. 하지만 밤늦게 과격한 운동을 하는 것은 좋지 않습니다. 운동 중에는 혈압과 맥박이 상승하고 코르티솔이 증가하기 때문이죠. 즉 운동 자체가 자극이 되어 수면을 방해한다는 말입니다. 따라서 불면증에 시달리는 분이라면 운동은 되도록 오전에 하는 것이 좋고, 저녁에 한다면 적어도 잠들기 4시간 전에 하는 것이 좋습니다.

밤에 자는 긴 수면 말고 잠깐 낮잠을 자는 것도 건강에 큰 도움이 됩니다. 우리나라에는 그런 문화가 없지만 지중해 연안이나 라틴아메리카처럼 여름철 한낮 무더위가 극심한 지방에서는 시에스타siesta라고 하는 낮잠 풍습이 아예 법으로 정해져 있습니다. 한낮에는 무더위로 인해 일의 능률이 떨어지기 때문에 낮잠으로 기력을 회복하고 조금 더 늦게까지 일하자는 거죠.

실제로 대부분의 의사들은 낮잠이 건강에 이롭다는 데 동의하고 있습니다. 미국 하버드대의 한 의학자가 20세와 80세 사이 성인 약 2만 명을 대상으로 실시한 조사에 따르면 일주일에 적어도 3회 낮잠을 잔 사람은 낮잠을 자지 않는 사람보다 심장병으로 사망할 확률이 37퍼센트나 낮다고 해요. 또 다른 연구 결과에서는 1시간 정도 낮잠을 잔 사람의 경우 그동안 깨어 있었던 사람에 비해 혈압이 큰 폭으로 떨어졌다고 합니다.[22] 그렇지만 낮잠을 너무 길게 자면 밤잠을 방해하기 때문에 좋지 않다고 하니 유의하세요.

수면에 방해가 되는 음식 역시 피해야 합니다. 특히 요즘 많이 마시는 커피나 피로회복제, 에너지드링크 같은 것들이 문제입니다. 여기에는 다량의 카페인이나 타우린 등이 들어 있는 경우가 많은데 이런 성분들이 수면에 부정적인 영향을 미치기 때문입니다.

특히 뇌에는 수면압력을 감지하는 아데노신수용체가 있는데, 카페인은 아데노신이 달라붙는 것을 막아 수면 욕구를 덜 느끼게 합니다. 심리적인 불안을 증대하여 근심과 걱정으로 수면을 방해하기도 합니다. 게다가 카페인은 혈액의 수분을 빼앗는 이뇨작용을 촉진하기 때문에 밤중에 소변을 보러 일어나게 될 수도 있습니다. 체내에 축적된 카페인의 농도가 반으로 줄어드는 반감기는 대개 5시간 정도이고, 카페인이 몸에서 완전히 빠져나가려면 그것보다 더 긴 시간이 필요하므로 수면에 조금이라도 장애를 겪는다면 점심시간 이후에는 카페인이 든 음료를 마시지 않는 편이 좋습니다.

바른 자세가
건강을 지킨다

가만히 앉아 있는 것이 건강에 해롭다는 사실은 아마 많은 분들이 알고 있을 겁니다. 복부비만과 하체비만을 유발할 뿐 아니라 당뇨병, 심장마비, 암 등 온갖 질병과 연관되어 수명을 단축한다고 하지요. 우리나라에는 정형외과 환자들이 굉장히 많은데 그중 상당수가 스마트폰과 컴퓨터 사용 때문에 불편을 겪는다고 합니다. 스마트폰이나 컴퓨터를 사용하는 자세가 척추와 목 건강에 나쁜 영향을 미치기 때문에 저는 컴퓨터 작업을 할 때 스탠딩데스크를 이용합니다. 전동으로 높이가 조절되어서 서서 일하다가 힘들면 앉을 수도 있죠. 이런 기구를 활용하는 것도 좋지만 그러기 어려운 경우 앉아서 일을 하다가도 주기적으로 일어나서 가벼운 운동을 해주는 것이 상당히 효과적입니다.

거북목, 허리디스크, 목디스크 같은 질병들이 바로 나쁜 자세가 원인이 되어 발생하는 것들입니다. 장시간 컴퓨터와 스마트폰 사용이 이런 병의 원인이 되지요. 다양한 기기가 대중화되면서 긴 시간 동안 움직이지 않고 기기를 사용하는 사람이 많아졌고 컴퓨터 게임을 즐기는 사람도 많아졌습니다. 사람들이 지하철이나 버스 안에서 고개를 숙이고 스마트폰에 열중하는 모습은 너무 흔히 보는 광경이고, 심하게는 스마트폰을 보면서 길을 걷는 사람도 아주 많아졌습니다.

이런 습관들은 필연적으로 사람의 목이 거북의 목처럼 앞으로 구부러지는 이른바 거북목증후군을 유발해 목뼈에 이상을 일으키기 쉽습니다. C자형이어야 할 경추(목뼈)가 일자 모양으로 배열되면서 거북목처럼 되는데, 앞으로 목을 길게 빼는 자세가 오래 지속되면 목뒤의 근육과 인대가 늘어나 어깨와 허리에 통증과 피로가 오게 됩니다. 바른 자세를 취하고 자주 휴식을 가져 목에 무리가 가지 않게 예방하는 것이 최선입니다.

허리디스크 예방을 위해 가장 중요한 두 가지 요소는 바른 자세와 근력운동입니다. 평소 올바른 자세를 유지하도록 노력하고, 허리에 무리가 가지 않는 자세를 습관화해야 합니다. 규칙적이고 꾸준한 운동도 필요합니다. 척추 주변의 근육과 인대를 강화할 수 있

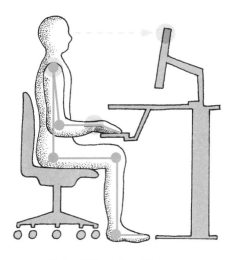

올바르게 앉는 자세 ©김윤경

는 운동으로 수영과 경보(빠르게 걷기)가 좋습니다.

평소에도 자세를 올바르게 잡는 습관을 기르고 스트레칭과 운동을 꾸준히 하면서 목 주변의 근력을 강화하는 것이 목디스크 예방에 좋습니다. 책상에 앉아서 업무를 할 때는 화면과 글자 크기를 키워 컴퓨터와 몸 사이에 충분한 간격을 두고, 키보드와 마우스는 몸에 가까이 붙입니다. 또 양팔을 뒤로 해 깍지를 끼고 당기거나 목을 천천히 돌리는 스트레칭을 자주 하고, 업무 후에는 어깨와 뒷목을 주물러 굳어 있는 근육을 풀어주는 것이 효과적입니다.

의자에 올바르게 앉아 작업을 하기 위해 기억해야 할 사항이 몇 가지 있습니다. 우선 항상 의자 등받이에 등을 잘 기대야 하고, 특

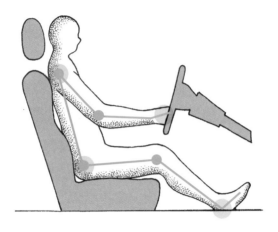

바른 운전 자세 ©김윤경

히 컴퓨터를 사용할 때 손목과 팔이 항상 수평이 되도록 신경 써야 합니다. 모니터와 눈도 수평면이 되도록 높낮이를 조절하면 좋습니다. 다리를 꼬지 말고, 팔에 무리가 가지 않도록 늘 쓰는 물건들은 몸에 최대한 가깝게 둡니다. 스크린의 반사가 없도록 해야 하며 다초점 안경은 좋지 않습니다. 무엇보다 일을 하며 너무 오래 앉아 있지 말고 30분에서 1시간에 한 번씩 일어나 가벼운 운동을 해주는 것이 중요합니다.

　운전은 특히 허리에 좋지 않은 것으로 알려져 있습니다. 운전할 때 허리에 무리가 가지 않도록 하려면 엉덩이가 운전석 시트에 밀착되도록 앉고 페달을 밟을 때 발목이 최소한만 구부러지도록 해야 합니다. 어깨는 머리 받침보다 낮게, 그리고 의자에 닿아 있도록 합니다. 장시간 운전을 피하고 중간에 쉬면서 스트레칭을 하는 게 건강에 큰 도움이 됩니다. 차에서 내릴 때는 몸을 틀지 말고 몸 전체가 나오도록 신경 쓰면 더욱 좋습니다.

현대인은 여러 불량한 자세 때문에 고통을 호소합니다. 특히 요통의 주요 원인은 물건을 잘못 들거나 힘을 잘못 쓰기 때문에 발생합니다. 안전하게 물건을 들어올리기 위해서는 무턱대고 물건을 들기에 앞서 어떻게 들 것인가를 생각해야 합니다. 도구가 필요하다면 도구를 사용하는 게 좋겠지요. 물건을 항상 허리에 가깝게 들고, 들어올릴 때는 가능한 한 허리를 굽히지 않는 것이 좋습니다. 몸을 뒤틀지 말고 물건을 꽉 잡고 정면을 보며 조심히 움직여야 합니다. 들 수 있는 무게와 안전하게 들 수 있는 무게는 다릅니다. 부상을 예방하려면 자신의 능력의 한계를 인식해야 합니다.

다리 꼬기는
왜 나쁠까?

가만히 앉아 있는 것도 나쁜데 더 나쁜 것은 다리를 꼬고 앉는 것입니다. 정형외과 의사들은 절대 다리를 꼬지 않습니다. 정형외과 의사들이 특히 만류하는 것은 버스나 지하철 등 대중교통을 이용할 때 다리를 꼰 채로 앉는 것입니다. 다리를 꼰 채로 버스에 앉아 있다가 버스가 급정거를 하는 경우 심각한 사고가 발생할 수 있습니다.

한쪽 다리를 반대쪽 다리에 올리게 되면 반대쪽 골반에 과도한 하중이 가해지면서 큰 부담이 됩니다. 만약 이런 상황이 오래도록 유지되면 골반 자체가 틀어지는데, 골반은 우리 몸의 중심이기 때문에 이럴 경우 신체 불균형을 불러오면서 각종 질환을 유발하게 됩니다.

골반 틀어짐이 심해지면 척추도 영향을 받습니다. 이는 골반이 척추와 직접적으로 연결되어 있기 때문이지요. 따라서 골반이 틀어지면 척추가 휘어지는 척추측만증이나 척추뼈 사이 구조물인 디스크가 탈출하는 허리디스크에 노출되어 만성적인 허리통증을 겪을 수 있습니다.

마지막으로 다리를 꼬고 앉으면 무릎의 근육, 인대 등의 조직들이 늘어나서 연골에 과부하가 걸리게 됩니다. 이러한 상황이 오랜 시간 지속되면 퇴행성관절염과 같은 관절질환을 앞당겨 초래할 수 있습니다. 이처럼 다리를 꼬고 앉는 것은 우리 몸에서 중요한 역할을 하는 부위에 치명적인 영향을 줄 수 있는 위험한 습관입니다. 따라서 신체 건강을 생각해서라도 자세 교정을 위해 노력하는 것이 바람직합니다.

골다공증을
예방하는 습관

겨울철에는 빙판길에서 넘어져 병원

을 찾는 노인들이 많습니다. 낙상사고는 다른 계절에 비해 겨울철에 3배 이상 많이 발생합니다. 특히 관절염이나 중풍을 앓아 균형 감각이 떨어지는 노인들이 추운 날씨에 몸을 더 움츠리게 되면서 넘어져 다칠 가능성이 높지요. 젊은 사람들은 대부분 타박상이나 인대가 늘어나는 정도의 가벼운 상처를 입지만, 나이 든 사람들이나 특히 골다공증으로 뼈가 약해진 사람은 가볍게 넘어져도 손목골절이나 고관절골절까지 발생할 수 있습니다.

우리 몸 가운데 골절이 가장 잘 발생하는 부위는 척추뼈와 엉덩이뼈, 손목뼈입니다. 이는 사람이 넘어질 때 반사적으로 손으로 바닥을 짚어서 체중이 손목에 전달되는 탓이고, 엉덩방아를 찧게 되면 척추에 체중이 전달되어 흉추나 요추에 압박골절이 발생하는 탓입니다. 골절은 무엇보다 예방이 중요해요. 장년 여성과 노인에게는 골다공증이 골절의 주된 원인인 만큼 평소에 골다공증 검사와 치료를 받는 것이 필요합니다.

골다공증이 의심되거나 골다공증을 예방하려는 경우 허리와 대퇴부에 적절한 무게를 실어주는 운동이 도움이 됩니다. 이러한 운동은 골밀도 감소를 억제하는 효과가 있는데, 가장 흔한 걷기 운동 혹은 가벼운 아령을 이용한 체조 등을 추천합니다. 만일 손목뼈 부위가 약한 분이라면 팔로 돌리는 자전거 운동을 여기에 추가하고, 운동 장비가 없다면 고무공을 움켜쥐는 동작을 하는 것으로 대신하면 됩니다. 수영은 부력 때문에 골다공증 예방효과가 크지 않다고 합니다.

걷기 등의 유산소운동 시에는 최대 심박수의 40~70퍼센트 정도 강도를 유지하는 것이 좋습니다. 최대 심박수는 간단히 계산하면 '220에서 자기 나이를 뺀 수치' 정도입니다. 운동 시간은 최소 20분이 필요하지만 처음부터 무리하지 말고 서서히 늘려가는 것이 중요합니다. 운동 횟수는 일주일에 3회 이상이 바람직하지요.

노인들의 경우 한 번 뼈가 부러지면 다시 붙는 데 시간이 오래 걸립니다. 그런 점에서 나이 든 분들은 침대에서 생활하는 게 좋지 않습니다. 나이 든 분들 중에는 골다공증 등으로 뼈가 매우 약해진 경우가 많기 때문에 침대에서 자다가 떨어져서 골절되는 일이 흔하기 때문입니다.

발이 건강해야
온몸이 건강하다

우리 자세에 중요한 영향을 미치는 것 중 하나가 바로 신발입니다. 특히 젊은 여성들 가운데 하이힐을 신는 분이 많은데 이것은 건강에 무척 해롭습니다. 하이힐 같은 불편한 신발을 신으면 근육이 계속 긴장하게 되고, 그러면 몸이 긴장 상태에 적응해서 근육은 오히려 줄어들게 됩니다. 심각한 경우 족저근막염 같은 질병이 생기기도 합니다.

평소에 운동을 별로 하지 않는 사람이 갑자기 무리하게 운동을 하거나 장거리 조깅을 하는 경우, 혹은 바닥이 딱딱한 곳에서 운동을 하는 경우 발뒤꿈치에 통증이 오는 족저근막염이 생기기 쉽습니다. 체중이 지나치게 나가거나 오랜 시간 서 있는 일, 쿠션 없는 불편한 신발이나 하이힐을 착용하는 습관 등도 근막염을 일으키는 인자들입니다. 그런 요인이 지속되어 발에 무리를 주면 발뒤꿈치뼈를 중심으로 통증을 동반하는 염증이 발생하는데, 이를 족저근막염이라 부릅니다. 이 역시 예방이 최선인데, 적절한 체중을 유지하고 무리한 운동을 삼가며 여성의 경우 하이힐 착용을 되도록 피해야 합니다. 처음부터 쿠션이 좋은 신발을 착용해 발에 무리를 가하지 않는 것이 아주 중요합니다.

깨끗한 몸이
건강하다

후천성면역결핍증(에이즈), 중증급성호흡기증후군(사스), 중동호흡기증후군(메르스), 신종 인플루엔자 등 바이러스는 왜 계속 사라지지 않고 대유행을 만들어내는 걸가요? 2019년 12월에는 코로나바이러스감염증-19가 처음 발생해 전 세계로 확산하며 기승을 부리고 있습니다. 바이러스의 출현 이유를 밝혀내는 것이 의학자들의 중요한 과제인데 현재로서는 모든 바이러스의 기원을 밝히고 확산을 막는 것이 사실상 거의 불가능합니다. 바이러스는 수시로 유전자를 바꾸는 돌연변이를 일으키기 때문에 대유행의 시작이나 경과 등이 여전히 미스터리로 남아 있죠. 앞으로도 계속 새로운 변종 바이러스에 의한 질병 유행이 예견되고 있습니다. 이런 바이러스의 확산을 막으려면 무엇보다 개인위생을 철저히 관리해야 합니다.

개인위생 관리에서 가장 중요한 것은 다들 잘 알다시피 손 씻기입니다. 코로나바이러스, 인플루엔자바이러스에 의한 독감, 일반적인 감기를 예방하기 위해서는 마스크 착용도 중요하지만 무엇보다 올바른 손 씻기가 가장 확실한 예방법입니다. 대부분의 감염성질환은 호흡기보다 손을 통해 전파되는 경우가 많고, 손에 묻은 세균은 시간이 지날수록 그 수가 빠르게 증가하지만 깨끗이 씻을 경우 단시간에 효과적으로 제거할 수 있기 때문입니다. 그렇기 때문에 면역력이 약한 어린아이나 노인, 그리고 이런 이들을 돌보는 분들은 특히 손 씻기에 유의해야 합니다.

외출 후 귀가했을 때나 공용화장실을 사용한 경우, 많은 사람들의 손에 닿는 돈이나 동물을 만진 경우 등에는 반드시 손을 씻어야 하며 적어도 하루 8회 이상은 손을 씻는 것이 바람직합니다. 손뿐만 아니라 코와 입 속도 씻어내어 청결하게 유지하는 것이 중요하고요. 또 미세먼지나 황사에도 유해물질과 세균이 많기 때문에 공기가 좋지 않은 날 야외활동을 했다면 반드시 몸을 깨끗이 씻어 청결을 유지해야 합니다. 기침예절도 감염성질환을 예방하는 중요한 습관입니다. 기침이나 재채기가 나올 때는 항상 옷소매로 입과 코를 가리는 습관을 들여 타인에게 병균을 전파하지 말아야 합니다.

그리고 손 씻기만큼이나 중요한 것이 바로 양치질입니다. 식후에 하루 3회 이상, 간단히 칫솔질만 하는 게 아니라 치실을 써서 꼼꼼하게 하는 양치질 말입니다. 많은 분들이 양치질을 충치 예방이나 구취 제거 정도의 의미로 생각하는 경우가 많으나 사실 양치질은 우리 건강에 훨씬 더 중요한 역할을 합니다. 구강 건강은 심장 및 두뇌 건강과 연결되어 있기 때문입니다. 실제로 구강에 문제가 있으면 심장병이나 뇌질환을 겪을 확률이 높습니다. 치주질환은 혈액응고를 촉진하고 백혈구 수를 증가시키며 기타 혈액의 점성도를 증가시킵니다. 혈액의 점성도가 증가하면 혈류 흐름이 느려지고 더 나아가 동맥혈관을 막히게 하거나 혈류를 방해하게 되어 심혈관질환을 유발한다고 합니다. 아울러 치주질환은 당뇨, 조산, 폐질환, 류머티즘관절염, 치매 등과도 관련이 있다는 보고들이 늘어나고 있습니다.

노화는 언제
시작되는가

노화는 언제부터 시작될까요? 20대? 50대? 사실 장기별로 노화의 시작 시점이 다릅니다. 가령 심혈관 및 심폐 기능은 14~15세 전후로 내리막길을 걷기 시작합니다. 따라서 일반적으로 신체의 운동기능이 가장 좋을 때는 13~14세 전후라고 하죠. 그런 의미에서 20, 30대를 두고 젊다고 하지만 엄밀히 말하자면 한참 늙어가고 있는 시점이라고 할 수 있습니다.

이와 관련해서 흔히 오해하는 사실 중 하나가 노안의 시작 시점입니다. 대개는 40대 중반 즈음 갑자기 눈이 나빠진다고 생각하는데요. 실제로는 10대 후반부터 수정체의 노화가 시작됩니다. 하지만 뚜렷한 불편을 느끼지 못하다가 40대 중반이 되면 기능이 급격하게 떨어져 글자가 잘 보이지 않는 증상으로 드러날 뿐입니다. 갑자기 나빠지는 게 아니라 계속 나빠지고 있었던 거죠.

그다음으로 나이가 들면 문제가 생기는 부분이 관절입니다. 관절은 쓰면 쓸수록 닳기 때문에 그렇습니다. 또 체중이 무거울수록 관절에 가는 부담도 커지기 때문에 관절이 좋지 않은 분들은 체중 관리를 해주는 게 좋습니다. 계단이나 경사로를 내려갈 때처럼 관절에 체중을 싣는 활동은 피해야 합니다. 그래서 나이 많은 분에게는 등산을 권하지 않고 차라리 평지를 걸으라는 말씀을 드려요.

운동은
왜 필요한가

운동은 왜 필요할까요? 건강하게 살기 위해서는 운동이 필수라고들 하는데 그 이유를 제대로 아는 사람은 많지 않습니다. 그런데 이유는 의외로 간단합니다. 현대인의 삶을 괴롭히는 성인병의 대부분이 바로 운동부족에서 발생하기 때문이죠. 그래서 성인병을 운동부족병이라고도 합니다. 특히 앉아서 텔레비전을 보는 것은 그 자체로도 제2형 당뇨병이나 심장질환에 걸릴 확률을 높이며, 거기에 과자나 다른 정크푸드까지 같이 먹으면 비만으로 가는 첩경이 될 수 있습니다. 사실 현대인에게 건강관리란 운동을 통한 몸매 관리나 체중 감량을 뜻하는데, 과연 몸매나 체중에 집착하며 건강을 제대로 관리하고 있다고 생각할 수 있을지는 의문입니다.

산업이 발달함에 따라 자동화되고 기계화된 편리한 생활로 신체활동이 점차 줄어들고 있습니다. 특히 교통수단의 발달은 운동부족 현상의 주범으로 간주되지요. 활동이 부족하면 체력이 떨어지고, 이로 인해 신체기관의 기능도 저하됩니다. 기능 저하는 노화의 진행을 앞당길 뿐 아니라 성인병 등 각종 질병의 원인이 되기도 합니다.

오래 앉아 있는 것이 건강에 나쁘다는 사실은 1950년대 런던 시내버스의 운전사와 차장들을 대상으로 한 연구에서 처음으로 알려졌습니다. 그 연구에서 계속 앉아 있는 운전사 그룹이 계속 서서 왕래하는 차장 그룹에 비해 심장마비에 걸리는 비율이 2배 높다는 사실을 밝혀냈죠. 그 후 앉아 있는 것의 해로움에 대한 연구가 계속되었습니다. 1960, 70년대 무중력 상태에 오래 노출된 우주 비행사들에게서도 동일한 연구 결과가 나와 장시간 앉아 있는 것이 건강에 나쁘다는 사실이 널리 알려졌습니다. 앉아 있으면 신진대사가 느려져 혈당, 혈압, 지방대사 과정에 문제가 생기고 근육이나 뼈가 약해지기 때문이죠. 그래서 가능한 한 적게 앉고 많이 움직이라고 권장하게 되었습니다.

요즘 현대인은 대부분 장시간 컴퓨터 앞에 앉아 있거나 소파에 기대 텔레비전을 보면서 시간을 보내지요. 그런 습관들이 바로 건강을 망치는 지름길입니다. 오랜 시간 움직이지 않고 앉아 있으면 심장 및 폐 기능이 저하되고 혈관의 탄력성도 떨어져 심혈관질환이 발생할 가능성이 높아지며 근육 위축에 의해 근력 손실이 올 수도 있습니다.

특히 선진국 사람들은 하루 대부분의 시간을 앉아서 보내기 때문에 운동부족 말고도 많은 문제를 겪습니다. 대표적으로 하지정맥혈전증, 비만, 심장병, 당뇨병 등이 큰 문제가 됩니다. 장시간 비행기를 타는 등 오랫동안 움직이지 않고 앉아 있으면 하지정맥혈이 응고되어 혈전증을 일으키며, 칼로리를 적게 소비하고 나아가 대사 과정이 정상보다 느려져서 체중이 늘어날 가능성이 아주 높아집니다. 에너지 소비가 줄면 혈관에 지방이 축적되기 쉬워서 결국엔 심혈관질환을 유발하게 됩니다. 일주일에 10시간 이상 차를 타거나 23시간 이상 텔레비전을 보는 사람에게 심장질환이 70퍼센트가량 증가한다는 보고도 있습니다.

몸을 움직이지 않는 사람들의 경우 앉아 있는 시간과 당뇨병 발생 사이에 매우 밀접한 관계가 있다는 연구 결과들도 많습니다. 콜레스테롤 수치가 올라간다거나 자세가 나빠져서 허리와 목의 통증이 발생하며 무릎관절 통증, 근육 위축, 그리고 심지어는 우울증을 일으키기도 쉽다고 합니다. 전반적인 대사 과정이 느려지고 뇌로 가는 영양분이 감소하여 뇌기능의 감퇴가 일어나며 정확한 원리는 밝혀지지 않았지만 폐암, 대장암, 유방암, 자궁암이 생길 위험이 증가합니다. 결국 열거한 여러 원인 때문에 평균수명도 짧아지겠지요.

그나마 다행스러운 것은 2017년 네덜란드 연구팀이 조사한 결과에 따르면 1시간에 5~10분 정도만이라도 자리에서 일어나 걷거나 몸을 움직이면 어느 정도 운동효과를 얻을 수 있다는 사실입니다. 그러니 조금 오래 앉아 있었다 싶으면 의식적으로라도 몸을 움직여주는 것이 좋습니다.

운동부족,
전 세계적인 건강 문제

2008년 WHO 통계에 의하면 15세 이상 성인 중 약 31퍼센트가 운동부족이고 약 310만 명이 운동부족 때문에 사망한다고 합니다. 그해 하버드대 연구팀은 영국의 의학저널 『란셋』*The Lancet*에 운동부족과 질병의 위험도를 조사한 연구를 발표하기도 했습니다. 연구에 따르면 운동부족은 관상동맥성 심장질환의 위험도를 6퍼센트, 제2형 당뇨병의 위험도를 7퍼센트, 그리고 유방암과 대장암의 위험도를 각각 10퍼센트 증가시킨다고 합니다. 전체적으로 보면 운동부족은 전 세계 인구의 사망률을 약 9퍼센트 높인다고 말하고 있습니다. 사망 인구 5700만 명 중 운동부족에 의한 질병으로 사망한 사람 수는 530만 명이라고 합니다.

성인병 혹은 비감염성 만성질환non-communicable disease(이하 NCD)은 전 세계 인구 사망률의 큰 부분을 차지합니다. 2012년 WHO의 조사에 따르면 70세 이하 사망자 중 NCD 때문에 사망하는 사람은 3800만 명에 이르며, 2030년에는 5천만 명 이상이 사망할 것으로 예측하고 있습니다. 참고로 NCD로 사망하는 사람들의 구체적인 원인을 살펴보면 절반가량인 약 46퍼센트가 심장질환이라고 하며, 암이 22퍼센트, 호흡기질환이 17퍼센트인 것으로 조사되었는데요. 신체활동의 부족이 문제를 일으키는 주된 인자입니다. 우리가 계속 이야기한 운동부족으로 인한 사망은 전체 사망 원인의 5퍼센트 정도를 차지한다고 보는데, 이는 비만이나 흡연과 비슷한 위험도입니다.

이처럼 운동부족 문제가 전 세계적으로 심각한데 밖에서 마음 놓고 운동할 만한 곳이 없다는 것은 큰 문제입니다. 미세먼지나 공해 등 대기오염 문제로 마음껏 뛰고 숨 쉬기가 꺼림칙한 분들이 많죠. 편하게 걸을 수 있는 공간이 부족하고, 도심 지역은 특히 인구밀도가 높아 개인에게 충분한 공간이 마련되지 않는다는 것도 문제라고 할 수 있겠죠.

운동을 하면
왜 피곤할까

우리 몸에서 일어나는 에너지 대사는 크게 두 가지로 나뉩니다. 세포 속 미토콘드리아에서 산소를 써가면서 수행하는 유산소대사(호기성대사)와 일반 근육세포에서 산소 없이 일어나는 무산소대사(염기성대사)입니다. 유산소대사는 포도당을 재료로 사용하며 대사산물로 탄산가스와 물이 생깁니다. 무산소대사를 하면 젖산 같은 대사산물이 발생하죠.

짧고 강렬한 운동이나 무산소운동을 하는 경우에는 당분이나 지방산을 분해하여 에너지원으로 사용하며 산소를 쓰지 않는 무산소대사에 많이 의존하게 되는데, 그 결과 젖산 같은 대사산물이 몸에 축적됩니다. 유산소대사의 산물인 탄산가스는 폐를 통해, 물은 콩팥을 통해 배설되지만 무산소대사 산물인 젖산 등은 쉽게 배출되지 않고 근육이나 혈액에 축적되어 피로감을 느끼게 해 작업 능률을 저하시킵니다.

그러나 운동 시 피로를 느끼는 원인은 이보다 훨씬 다양합니다. 한때는 젖산이 축적되는 것이 피로의 주된 원인으로 지목되었으나 지금은 빠르고 격렬한 근력운동의 결과 세포 내에 칼슘이 축적되어 근육의 흥분성이 감소하는 것이 더 주요한 이유로 생각됩니다. 기타 다른 원인으로는 운동 결과 뇌 온도가 상승하거나 뇌세포에서 글리코겐 결핍이 발생하는 점을 비롯해 근육 내 산소라디칼 농도 증가, 호흡근의 피로, 근육으로의 산소 공급 감소 등이 있습니다.

운동부족이 야기하는
무서운 질병들

운동부족의 위험성에 대해 아무리 이야기해도 잘 와닿지 않는 게 사실입니다. 흡연이 건강에 얼마나 해로운지 세상 사람들이 다 아는데도 흡연 인구가 좀처럼 줄지 않는 것과 같은 이유겠지요. 게다가 많은 사람들은 운동부족이 구체적으로 어디에 어떻게 나쁜가에 대해 잘 모르고 있습니다. 결론적으로 이야기하자면 운동부족은 신체의 거의 모든 기능 약화를 야기합니다.

그중 가장 대표적인 것이 심혈관계에 미치는 영향입니다. 심혈관계는 말 그대로 심장과 혈관으로 구성되며 신체활동의 중추를 이룹니다. 심장근의 지속적인 수축과 이완을 통해 심장박동이 이루어지고 이를 동력으로 혈액이 온몸으로 퍼졌다가 돌아오기를 반복하며 몸 곳곳에 영양을 전달하지요. 그런데 운동이 부족하여 심장이 내내 안정된 상태로 살살 뛰기만 하면 어떻게 될까요? 심장근의 힘, 정확히는 심장근의 수축력이 떨어지게 됩니다. 보디빌

더들이 운동을 하다가 그만두면 근육이 금방 줄어드는 것과 같은 원리죠.

심장근의 수축력이 떨어진다는 것은 심장이 한 번 수축할 때 내보내는 혈액량, 즉 1회 박출량이 감소함을 뜻합니다. 심장은 평균적으로 1분에 5리터 정도의 혈액을 내보내고 우리 몸은 정상적인 기능을 유지하기 위해 꼭 그만큼의 혈액을 필요로 하는데, 심장의 수축력이 약한 경우 우리 몸은 어떻게 필요한 혈액량을 맞출까요? 심장을 더 자주 뛰게 하겠죠. 그러면 심장에 가해지는 부담이 훨씬 커지고 결국 심장에 문제가 생길 수밖에 없는 겁니다.

혈관도 마찬가지입니다. 전신에 혈액을 운반하는 통로인 혈관 또한 운동이 부족하면 낡은 고무관처럼 탄력을 잃습니다. 생각해보세요. 운동을 하면 세포들이 힘을 내기 위해 더 많은 영양분, 즉 혈액을 요구하고 그에 따라 심장이 갑자기 많은 혈액을 내뿜으면 혈관도 갑자기 늘어난 혈류량에 맞게 늘어나야 하겠죠. 혈관은 이렇게 혈류량의 변화에 따라 늘어났다가 줄어들었다가 하면서 탄력성을 유지하는데, 운동부족으로 일정한 양의 혈액만 꾸준히 흐르면 탄력성이 급격히 떨어지게 됩니다. 그러다가 갑자기 많은 양의 혈액을 운반해야 하는 상황이 생기면 어떻게 될까요? 혈압이 올라갈 수밖에 없습니다. 그렇기 때문에 운동부족이 고혈압으로 이어지는 겁니다.

사실 나이가 들면 노화와 함께 혈관의 탄력성이 떨어지기 때문에 저절로 고혈압이 됩니다. 환자라서 고혈압이 되는 게 아니에요. 나이가 들수록 혈압이 높아지는 건 자연스러운 현상입니다. 그래서 나이에 따라 고혈압의 정의도 바뀌어야 하고요. 사실 우리나라에서는 성인 기준으로 수축기 혈압이 140 이상이거나 이완기 혈압이 90 이상일 경우 무조건 고혈압으로 분류하는데, 나이 많은 사람은 수축기 혈압을 계속 140 이하로 유지하기 어렵습니다. 그렇기 때문에 고혈압의 기준을 일률적으로 정할 수 없죠. 어쨌거나 나이가 들수록 고혈압 위험성이 높아지는데 운동까지 하지 않으면 고혈압을 피할 수 없다고 봐야 합니다. 반대로 평소에 운동을 꾸준히 하던 사람은 혈관의 탄력성이 좋기 때문에 고혈압의 위험성이 낮고요.

운동이 신체에
미치는 영향

운동이 부족하면 무슨 문제가 생기는지에 대해 말했지만 반대로 운동을 하면 어떤 효과를 거둘 수 있는지도 궁금하지요? 기본적으로 운동을 하면 우리 몸은 섭취한 탄수화물이나 지방을 분해해서 근육에서 쓰는 에너지를 만들어냅니다. 근육을 움직일 수 있는 기초적인 힘이 생기는 셈이죠. 운동을 하면 운동이 부족할 때 생길 수 있는 여러 문제들을 막을 수 있다는 장점이 있습니다. 결국 심장의 운동성이 좋아지고 혈관의 탄력성이 좋아져서 심혈관계질환의 발생 가능성을 낮출 수 있습니다. 그뿐 아니라 운동은 여러 가지 부수적인 효과들을 가지고 옵니다.

운동은 건강한 체중 유지와 소화기능 조절에 큰 도움이 되며 뼈의 구조와 근력, 관절운동성을 튼튼히 하는 데 필수적이죠. 나아가 생리학적인 건강 유지에 매우 중요합니다. 아울러 외형적인 손상을 줄이고 면역기능을 크게 향상시켜줍니다.

운동을 하면 대사기능이 올라가 산소 필요량이 증가합니다. 그래서 심장박동이 빨라지고 호흡도 빨라지게 됩니다. 필요한 산소를 더 많이 받아들이고 더 빨리 조직세포에 전달할 수 있도록 하는 것이죠. 이때 체온이 올라가기 때문에 땀을 많이 흘리게 되므로 탈수를 방지하기 위해 적당한 수분을 공급해주어야 합니다.

운동은 기대수명을 높이기도 하죠. 하버드대 의학 및 공중보건대학 연구팀의 한 연구에 따르면 나이 든 여성의 경우 운동 강도가 높을수록 기대수명이 늘어난다고 발표했습니다. 이 연구팀은 평균 연령 72세의 여성 1만 7천여 명을 대상으로 30개월가량 추적 조사를 실시했습니다. 이 기간 동안 연구 대상자의 고강도·저강도 운동량을 측정한 결과 빠르게 걷기와 같은 중간 강도 이상의 운동을 하는 사람들의 사망 위험이 60~70퍼센트가량 현저히 낮았습니다. 반면 반려견을 동반한 산책이나 집안일 등 저강도의 신체활동은 장수에 크게 영향을 미치지는 못했습니다.

특히 노인들은 빠르게 걷기 등 중간 강도 이상의 신체활동을 일주일에 150분 정도 하면 건강에 큰 도움이 되며, 에어로빅 같은 고강도 신체활동을 일주일에 75분 이상 하거나 근력운동을 병행하면 장수에 도움이 된다고 합니다.[23] 중간 강도 이상의 운동을 꾸준히 하면 운동을 거의 하지 않는 사람들에 비해 사망률도 현저히 낮아진다는 보고도 많습니다.

무궁무진한
운동의 효과

　　　　　　　　　운동의 효과를 좀 더 자세히 이야기해 볼까요? 첫째, 체력적인 효과를 들 수 있습니다. 운동은 우리를 극도로 피곤하게 만듭니다. 신체가 큰 부상을 입지 않더라도 근육에 작은 상처가 생길 수도 있죠. 그런데 근육이 지속적으로 자극을 받고 손상을 극복하면 오히려 튼튼해져 결국 근력이 향상됩니다.

이렇듯 규칙적인 운동을 하면 신체 각 부위의 주요 근육이 발달되어 근육 내 모세혈관의 밀도가 늘어나고, 심장의 용량과 크기가 증가할 뿐 아니라 폐활량도 증가합니다. 운동을 하면 심박수가 높아져 더 많은 혈액과 산소가 근육으로 운반됩니다. 지구력이 필요한 운동을 꾸준히 하면 심박수가 안정되어 혈액을 신체 여러 기관과 근육으로 원활하게 공급할 수 있게 되죠. 팔이나 다리 등 일부 신체 부위는 일상생활에서 많이 사용하기 때문에 생활 속에서 그 기능이 어느 정도 유지되지만, 자주 사용하지 않는 부위는 근육이 위축되고 기능도 감소되기 때문에 규칙적인 운동을 통해 그 기능을 발달시켜야 합니다.

여기서 모세혈관의 밀도가 증가한다는 게 상당히 중요합니다. 동맥과 정맥 사이를 연결하며 주변 조직에 산소, 영양분 및 물질을 교환하도록 도와주는 모세혈관은 움직이지 않고 가만히 있을 경우 전체 중 70퍼센트가량이 작동하지 않고 쉽니다. 모세혈관이 닫혀 있다는 말이죠. 나머지 30퍼센트만 겨우 움직이는 거예요. 그런데 운동을 하면 닫혀 있던 모세혈관들이 모두 열려서 그곳으로 혈액이 흘러갑니다. 계속해서 수축과 이완을 반복해야 심장근의 기능과 혈관의 탄력성이 유지되는 것처럼 모세혈관도 닫혔다 열렸다를 반복해야 기능이 유지되고 신체 곳곳에 에너지를 전달할 수 있습니다.

따라서 운동의 체력적인 효과에서 가장 중요한 것은 모세혈관의 활동성 증가입니다. 모세혈관의 활동성이 커져야만 세포 내 산소와 영양분 공급이 활발해지고 근육의 힘도 커지게 되는 것입니다. 결국 순환이 잘 된다는 건 모세혈관으로의 혈액 이동이 활발하게 일어난다는 뜻이죠. 암을 포함한 대부분의 성인병은 모세혈관의 순환이 제대로 일어나지 않아서 생기기 때문에 운동의 효과는 실로 엄청나다고 볼 수 있습니다.

둘째, 심리적인 효과도 있습니다. 특히 운동을 하면 사람이 긍정적으로 변하고 기분이 좋아집니다. 적절한 양의 운동을 수행하면 인간에게 내재된 공격적 본능이 감소되고 외부환경으로부터 오는 스트레스가 해소되어 마음을 편안하게 만들어주기 때문이죠. 따라서 운동은 일상생활 속에서 자신감을 갖게 하여 대인 관계도 원만하게 해주는 효과가 있다고 말할 수 있겠지요. 실제로 근육의 긴장 상태를 적절하게 이완해 마음을 편안하게 해주는 효과도 있습니다. 또 운동은 피로에 대한 내성도 키워주고요.

지속적인 운동은 기분을 좋게 하는 신경물질을 많이 만들어내서 우울증 치료에도 큰 도움이 됩니다. 강도 높은 운동을 하면 신경전달물질인 아드레날린과 스트레스호르몬 코르티솔이 분비됩니다. 이런 호르몬들은 근육의 고통을 경감시키고 기분을 좋게 하는 '행복호르몬' 엔도르핀이 분출되도록 돕습니다. '체내 마약'이라 불리는 엔도카나비노이드호르몬도 분비되어 통증은 잊고 황홀하고 행복한 감정을 느끼도록 만들죠.

셋째, 면역효과가 굉장히 큽니다. 규칙적인 운동은 질병과 외부의 임상 자극에 대한 면역반응에 긍정적 영향을 줍니다. 면역과 운동 사이의 상관관계를 연구한 논문은 많으나 사실 아직도 운동이 질병 자체를 감소시키는지에 대한 직접적인 연구는 거의 없습니다. 그렇지만 운동이 항염증작용을 한다는 사실은 분명합니다. 규칙적인 운동은 질병과 외부의 임상 자극에 대한 면역반응에 긍정적 영향을 주며 면역과 관련된 세포 수를 늘리고 그 기능을 향상시키는 효과도 있는데요. 그럼으로써 염증반응을 감소시키고 간염 등과 같은 각종 병원체를 이길 수 있는 저항능력도 향상되지요.

운동은 각종 질병의 발병률을 낮추거나 치료효과를 보이기도 합니다. 치매나 파킨슨병, 또는 약물중독 치료에도 운동이 보조치료법으로 널리 인식되고 있죠. 특히 인슐린 부족으로 생기는 제2형 당뇨병의 경우, 운동으로 에너지를 계속 써서 포도당 축적을 막는 것이 당뇨병 치료약을 먹거나 인슐린 주사를 맞는 것보다 훨씬 좋은 방법입니다. 운동은 아직 당뇨로 발전하지는 않았지만 공복 혈당량이 높은 사람에게도 가장 추천할 만한 예방법입니다. 운동 중에는 포도당을 세포 속으로 이동해주는 호르몬인 인슐린의 분비가 감소합니다. 반대로 혈당을 높여주는 아드레날린 같은 호르몬의 분비가 증가하여 혈당이 올라가죠. 이는 포도당 사용량을 높여 운동에 필요한 에너지를 더 공급해주어야 하기 때문입니다. 당뇨병 환자가 운동을 하면 인슐린을 적게 쓰면서 포도당을 배출하는 기능이 활발해져 혈당을 낮추는 데 큰 도움이 됩니다. 이런 이유로 당뇨병 환자에게 그 치료 방법으로 운동을 적극 권장하는 것이죠. 이에 덧붙여 체중 조절까지 겸하면 인슐린 반응성도 좋아져 제2형 당뇨 조절이 용이해지고, 특히 당뇨병 초기에는 약을 쓰지 않고 당뇨를 조절할 수 있습니다.

그밖에도 적당한 운동은 장내세균의 균형을 정상화해 소화능력에도 영향을 미칩니다. 열심히 달리기를 한 뒤 배변감을 느끼는 사람들이 많죠? 운동을 하며 심장과 근육에 몰려 있던 혈액이 운동이 끝나면 몸 곳곳으로 재분배되는데 이때 장도 자극을 받게 되어 그렇습니다. 아울러 치매 위험이 줄고 뇌졸중에 걸릴 확률도 떨어집니다. 어디 그뿐인가요? 규칙적인 운동, 특히 유산소운동은 사고력을 향상시키고 기억력을 개선해줍니다. 운동을 하며 뇌로 흐르는 혈류가 증가하기 때문인데요. 신체의 인식기능과 기억력을 향상시키고, 스트레스를 잘 감당하도록 도와준다고 합니다. 학생들이라면 학습능력이 향상되는 셈이고, 나이 든 사람들에게는 인지기능이 좋아져 신경질환의 치료에 도움을 주는 거죠. 결과적으로 활발하게 신체활동을 하면 뇌 성장에도 긍정적인 영향을 줄 뿐아니라 삶의 질까지 높이는 것입니다.

그뿐만 아니라 운동을 하면 수면의 질도 향상되어 수면장애 치료에 도움이 됩니다. 보통 잠들기 4~8시간 전에 운동하는 것이 좋으며 취침 직전의 운동은 오히려 수면에 방해가 되니 운동 시간과 수면 시간을 잘 조절할 필요가 있겠습니다.

온 세상이 모두
헬스클럽이다

많은 현대인이 돈을 내고 헬스클럽에 다닙니다. 바쁘다는 핑계로 자동차를 비롯한 다양한 기계를 이용해 신체활동을 최소화하고, 줄어든 신체활동을 보완하기 위해 별도로 시간과 돈을 내서 운동에 몰두하는 것이죠. 물론 아무것도 하지 않는 것보다는 헬스클럽에 나가는 게 훨씬 낫겠지만 저는 그것이 그리 좋은 해결책은 아니라고 생각합니다. 내내 꼼짝도 하지 않다가 헬스클럽에 가서 갑자기 몸을 움직이면 몸에 무리가 갈 수도 있고요.

특히 많은 사람들은 정해진 시간에 헬스클럽에 가서 운동을 해야만 제대로 된 운동이라고 생각하는데, 그건 큰 오산입니다. 매일매일 아주 바쁜 생활을 하다가 스트레스에 찌든 몸으로 헬스클럽에 가서 트레이너의 지도에 따라 기진맥진할 때까지 운동하는 것, 과연 건강을 위한 제대로 된 운동일까요? 상당한 경우 그런 운동은 건강에 도움이 되기보다는 새로운 스트레스가 되거나, 오히려 건강에 해로울 수 있습니다. 특히 도를 지나치는 극심한 운동은 심장과 장에 나쁜 영향을 줍니다. 어떤 면에서 현대인은 극심한 운동 부족이거나 과도한 운동과잉이라고도 할 수 있겠네요. 우선 운동의 제대로 된 개념 정립이 필요하다고 생각합니다.

지금까지 운동을 헬스클럽에 가서 하는 것이라 이해했다면 이제 개념을 바꾸어 '몸을 움직이는 게 바로 운동이다'라는 생각을 가질 필요가 있습니다. 사무실에서, 집에서, 출퇴근 길에 움직이는 것만으로도 운동이 됩니다. 통계에 따르면 직장인은 대부분 하루 70퍼센트를 앉아 있고 나머지 30퍼센트는 가볍게 움직인다고 하지요. 오래 앉아 있는 자세는 건강에 매우 해롭다고 했습니다. 오죽하면 어떤 학자는 '오래 앉아 있는 것은 죽음을 재촉하는 자세다'라고 극언까지 했습니다. 적당하게 몸을 움직이는 것이 바로 운동이라고 할 수 있죠.

게다가 헬스클럽은 운동하기에 좋은 환경도 아닙니다. 먼지도 많이 날리고 다양한 사람들과 시설을 공유하기 때문에 감염의 위험도 무시할 수 없죠. 주변 사람들을 의식하다 보면 자기 능력보다 무리하게 운동하게 되어서 부상을 입을 위험도 적지 않습니다. 같은 거리라면 러닝머신 위를 달리는 것보다 동네 운동장을 달리는 편이 훨씬 좋다는 건 누구나 다 알고 있을 겁니다. 같은 근육을 계속해서 동일한 정도로 사용하는 것보다는 바깥에서 갖가지 변화에 대처하며 움직이는 편이 몸을 골고루 발달시키는 데 유리하지요. 그러니 굳이 헬스클럽에 찾아가서 반복적인 운동을 하기보다는 온 세상이 전부 헬스클럽이라고 생각하고 움직이는 게 가장 좋은 태도가 아닐까 생각합니다. 어디든 내가 내 몸을 움직이면 그곳이 바로 헬스클럽이 될 수 있으니까요.

어떤 운동을
얼마나 해야 할까?

그렇다면 우리는 어떤 운동을 얼마나 해야 할까요? 이상적인 운동 강도와 양은 사람마다 다를 테지만 일반적으로는 겨드랑이에 약간 땀이 날 정도로 매일 30분씩 운동하는 게 좋습니다. 특히 아침 햇살을 받으면서 운동하는 것이 가장 이상적인데요. 이는 흉선에서 면역세포 생산에 관여하는 비타민D가 대부분 햇빛을 통해서 얻어지기 때문입니다. 다만 비타민D는 피부에 자외선을 쬐어야 합성되기 때문에 자외선 차단제를 바르면 소용이 없습니다. 피부 미용 때문에 자외선을 꺼리는 분들은 식이요법이나 보충제를 통해서라도 비타민D를 충분히 흡수하는 것이 좋습니다. 햇살을 받으며 꾸준히 하는 걷기 운동은 비타민D를 합성할 뿐 아니라 치매 위험을 낮추고 정신적 건강을 증진시키며 결과적으로 삶의 질 향상에도 크게 기여합니다. 심장병이나 뇌졸중, 제2형 당뇨병 등에 걸릴 확률도 낮추고요.

흔히 운동 정도에 대해 이야기할 때 심박수를 기준으로 삼는 경우가 많습니다. 하지만 심박수는 사람마다 다르고 나이가 들수록 떨어지게 되어 있습니다. 젊은 사람들은 분당 심박수가 110, 120까지 쉽게 올라가지만 나이 든 사람들은 그만큼 올리기가 쉽지 않죠. 실제로 10대의 경우 100미터 달리기처럼 강도 높은 운동을 하면 심박수가 180에서 200까지 빠르게 올라가지만 60대 이상의 노인들은 기껏해야 150 정도에 그칩니다. 나이가 들수록 심장의 기능도 점점 떨어지기 때문에 그 이상은 올라갈 수 없죠. 따라서 운동 정도를 이야기할 때 일률적으로 심박수가 어느 정도라고 말할 수 없고 개인의 판단에 맡겨야 합니다. 다만 예전부터 직관적으로 겨드랑이에 땀이 날 정도로 운동을 하면 된다고 했는데, 이 같은 기준은 아직도 유효한 것 같습니다.

그러나 과유불급이라고 과도한 운동은 오히려 건강을 해칠 수 있습니다. 충분한 휴식 없이 과도하게 운동을 하면 오히려 뇌졸중이나 다른 순환기질환을 일으킬 수도 있죠. 특히 장거리 마라톤 선수처럼 과도한 운동을 지속적으로 하는 사람들의 경우 심장이 손상되거나 심박동에 이상이 생기기도 합니다. 심장, 특히 좌심실이 비대되기도 하니 자신의 체력과 신체 조건에 맞는 운동을 찾아 알맞게 하는 것이 중요하겠죠. 과도한 운동을 한 여성에게 생리불순이 생기기도 하는데 이러한 증상은 몸이 견딜 수 있는 한계를 지나쳐 무리했기 때문에 나타납니다. 또 지나친 운동은 정신적인 상처를 주기도 하는데, 이런 현상은 특히 운동선수에게서 심합니다. 무리한 목표를 잡거나 목표한 수치에 도달하지 못하는 경우 우울증과 자신감 상실 같은 증세가 나타나지요.

하루
만 보 걷기

추천하고 싶은 운동으로는 걷기가 있습니다. 가장 간단한 것이 하루에 만 보 걷기죠. 다만 슬렁슬렁 걷는 만 보가 아니라 평소 걸음보다는 약간 빠르게 걷는 만 보를 말합니다. 하루에 만 보를 걸으려면 30분으로는 부족합니다. 그러니까 30분 정도는 마음먹고 운동을 하고 나머지는 사무실에서 움직이거나 가까운 거리를 이동하는 것으로 채우라는 이야기지요. 에

스컬레이터 대신 계단을 이용하고 지하철이나 버스를 타고 가면서 목적지보다 두세 정류장 정도 먼저 내려서 걷기를 반복하면 만보 채우기가 그리 어렵지 않습니다.

복잡하고 무리한 운동을 하지 않더라도 하루에 만 보씩, 꾸준히 걷는 것만으로 충분히 건강을 지킬 수 있습니다. 매일 규칙적으로 중간 강도 이상의 걷기를 하면 자신감도 올라가고 지구력도 자연히 증가하게 됩니다. 덩달아 체중도 조절할 수 있고 스트레스도 줄어들며 이런 것들이 복합적으로 수명을 연장하는 데 도움이 되겠죠. 심장질환, 뇌졸중, 당뇨병, 고혈압, 소화기계통 암, 그리고 골다공증 등 나열하자면 끝도 없는 여러 질병의 발병률과 위험성을 감소시킵니다. 그리고 장기적으로 기억력, 학습능력, 집중력이 향상되고 우울증에도 도움이 된다고 하니 운동을 꾸준히 하는 것만으로도 여러 복합적인 효과를 누릴 수 있습니다.

그런데 요즘 한국의 환경을 떠올려보면 만 보 걷기에 걸림돌이 되는 것들이 너무 많죠. 우선 미세먼지 문제가 너무 심각합니다. 밖에 나가 미세먼지를 들이마실 바에는 차라리 집에서 아무것도 하지 않는 편이 나을 정도죠. 게다가 우리나라 인구의 대부분이 몰려 있는 서울에는 걷기에 적합한 길도 별로 없습니다. 한강공원이나 서울둘레길 등이 있지만 모든 사람에게 접근성이 좋은 것은 아니죠.

더군다나 산이 많은 지형 탓에 어디를 가나 계단이나 경사로를 만나게 됩니다. 그런데 이 계단이나 내리막길이 나이 든 사람에게 는 특히 좋지 않습니다. 관절에 무리를 주기 때문이죠. 지하철 같은 데를 보면 대개 올라가는 에스컬레이터는 있지만 내려가는 에스컬레이터는 없거나 멈춰 있는 경우가 많은데, 그건 나이 든 사람에 대한 배려가 없는 겁니다. 올라가는 게 힘들기는 하지만 관절에 무리를 주지는 않는 반면, 내려가는 것은 관절에 체중이 그대로 실리기 때문에 무리를 줍니다. 물론 근육이 약해지거나 관절에 염증이 생겨서, 혹은 연골 마모가 심해져서 올라가는 것마저 힘들 수 있지만 관절 건강만 생각하면 내려가는 경사로나 계단에 대한 보완이 더 절실합니다.

만 보 걷기 외에도 일상생활에서 할 만한 운동은 많습니다. 지하철이나 버스에서 되도록 서서 가는 것, 거실이나 부엌에서 쭈그리고 있다가 일어나는 것, 발끝으로 서는 것 등은 아무 때나 실천할수 있죠. 방 안에서 엎드려뻗치기를 하거나 의자나 책상에 기대서 혹은 엎드리거나 누워서 이두박근이나 삼두박근을 단련하는 것등은 5분만 투자하면 틈틈이 할 수 있는 운동입니다.

특히 우리 몸의 기둥이 되는 척추 건강을 위해 허리 근육을 강화하는 운동을 하는 것이 중요합니다. 방석이나 수건을 깔고 누워 20~30분 정도 허리를 펴주면 허리 건강에 도움이 되고, 평소에 잘 사용하지 않는 엉덩이 근육을 스트레칭으로 늘려주는 것도 중요합니다. 온 세상을 헬스클럽처럼 여기라고 했듯이 어디를 가든 움

직이고, 틈날 때마다 조금씩 운동하는 습관을 들이면 여러분의 건
강을 지킬 수 있을 겁니다.

허리 스트레칭

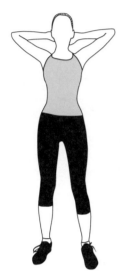

1. 두 다리를 어깨 넓이로 벌리고 양손은 깍지를 껴서
   머리 뒤에 가져다 댄다.
2. 허리를 숙이며 척추를 평평하게 늘려준다.
3. 허리를 숙이며 숨을 내쉬고 다시 들어올리며 숨을 들이쉰다.
4. 10회 반복한다.

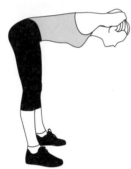

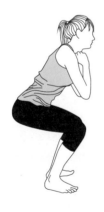

스쿼트

1. 두 다리를 벌리고 양팔을 가슴 앞에 포갠다.
2. 허벅지가 땅과 수평이 될 때까지 엉덩이를 뒤로 빼며
   무릎을 구부린다.
3. 엉덩이를 지나치게 많이 내리지 말고 무릎이 발보다
   앞으로 나오지 않도록 주의한다.
4. 내려가며 숨을 내쉬고 올라오며 숨을 들이쉰다.
5. 5회 반복한다.

팔다리 엇갈려 뻗기

1. 두 팔을 어깨 넓이로 벌리고
   무릎을 꿇고 바닥에 엎드린다.
2. 한쪽 팔을 앞으로,
   반대쪽 다리를 뒤쪽으로 뻗는다.
3. 10회 반복한다.

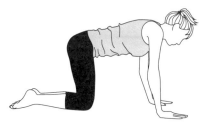

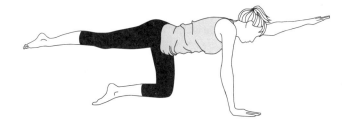

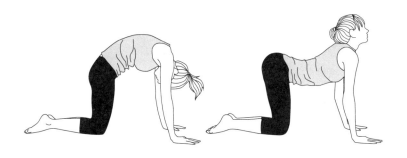

고양이 자세

1. 두 팔을 어깨 넓이로 벌리고 무릎을 꿇고 바닥에 엎드린다.
2. 등을 위쪽으로 동그랗게 구부리며 바닥을 본다.
3. 배를 바닥쪽으로 내려 척추를 늘려주며 천장을 본다.
4. 10회 반복한다.

건강한 삶을 위한 7계명

건강한 삶을 위해 어떤 생활습관을 들이면 좋은지를 일곱 가지로 정리해봤습니다.

1. 매일 와인 한 잔 마시기

콜레스테롤 수치를 낮춰주고 심장병 발병률을 줄여주는 와인을 매일 한 잔씩 드세요. 물론 인공감미료가 잔뜩 들어 있는 희석식 소주는 제외입니다.

2. 꼼꼼하게 양치질하기

별로 상관없어 보이는 치주질환과 심혈관질환 사이에 밀접한 관계가 있습니다. 요즘에는 양치질을 돕는 편리한 장비가 많은데, 대표적으로 강한 수압으로 치아 사이에 낀 이물질을 빼내는 '워터

플로스'라는 구강 세정기가 있습니다. 이런 장비를 사용한 후 칫솔질을 한 번 더 하면 가장 좋습니다.

3. 지금 당장 금연하기

흡연은 각종 질병을 일으키는 백해무익한 생활습관이며, 특히 혈관 건강에 치명적입니다. 그뿐만 아니라 심장, 폐를 비롯한 여러 장기에 치명적인 기능 저하를 일으키죠. 건강한 삶을 꿈꾼다면 당장 금연해야 합니다.

4. 매일 30분 이상 운동하기

특히 이른 아침에 햇빛을 받으면서 평소보다 빠른 속도로, 겨드랑이에 땀이 날 정도로 매일 30분 이상 걷는 것이 좋습니다. 헬스클럽에 가서 억지로 운동하는 것보다 일상적으로 움직여 하루 만보 이상 걷는 걸 추천합니다. 체중이 너무 나가지 않도록 조절하면 더욱 좋습니다.

5. 건강식 챙겨 먹기

과일이나 채소 위주의 건강식을 해야 합니다. 이는 첨가물이 거의 없는 식품, 장내세균이 좋아하는 음식을 먹는 것을 말합니다. 특히 과일, 채소, 해산물, 올리브유, 마늘 등이 풍부한 지중해식 식단이 좋습니다.

6. 좋은 친구 사귀기

좋은 친구를 사귀는 것도 건강에 아주 이롭습니다. 미국의 한 연구팀은 10세부터 80세까지 1천여 명을 70년간 쭉 관찰해 '장수 프로젝트'라고 불리는 유명한 보고서를 발표했어요. 건강한 교우 관계를 유지하면서 사회활동을 한 사람들이 그러지 않은 사람들보다 오래 산다는 결과가 나왔죠.

7. 스트레스 다스리기

가능한 한 스트레스를 피하는 것이 좋지만, 현대인이라면 어쩔수 없이 피할 수 없는 스트레스에 노출되기 마련입니다. 휴식을 취하거나 호흡법 등을 활용해 자기의 마음을 다스리는 것이 중요하며, 혼자서 극복할 수 없는 경우 가까운 사람들에게 도움을 청해야합니다.

주

1) H. Selye, "A Syndrome Produced by Diverse Nocuous Agents," *Nature* vol.138, 1936, 32면.

2) G. D. Sherman, J. J. Lee, A. J. C. Cuddy, J. Renshon, C. Oveis, J. J. Gross, and J. S. Lerner "Leadership Is Associated with Lower Levels of Stress," *Proceedings of the National Academy of Sciences of the United States of America* (in press), 109(44), 2012.

3) 「직업별 수명… 종교인 1위, 언론인 꼴찌」, 『연합뉴스』 2011. 4. 4.

4) 「웃기만 해도 면역 물질 200배 증가… 웃으면 건강이 와요」, 『헬스조선』 2018. 3. 6.

5) 『보건산업브리프 의료기기품목시장분석』 60호, 한보건산업진흥원 2018.

6) OECD Health Statistics 2018 참조.

7) 「뚱뚱한 것보다 마른 게 낫다? 한국인은 저체중이 더 위험」, 『동아일보』 2011. 3. 7.

8) 「BMI 기준 살짝 넘기니 더 오래 사네」, 『중앙일보』 2013. 8. 23.

9) 미국 건강의료 매체 『프리벤션닷컴』(http://www.prevention.com/) 참조.

10) 식품교환표TFT 『당뇨병 식품교환표 활용지침』 제3판, 대한당뇨병학회 2010.

11) 「국내 폐렴구균 80%, 3종류 이상 항생제 안 들어」, 『연합뉴스』 2014. 7. 14.

12) E. Larson, "Community Factors in the Development of Antibiotic Resistance," *Annual Review of Public Health* vol.28, 2007, 435~47면.

13) 「인공감미료가 암 발생 높여」, 『경향신문』 2005. 7. 15.

14) Grammatikos, A. P. "The genetic and environmental basis of atopic diseases," *Annals of Medicine*, 40(7), 2008, 482~95면.

15) 한국산업안전보건공단 2014년 흡연·음주 등 약물남용 예방교육 자료 참고.

16) D. Nutt, et al, "Development of a Rational Scale to Assess the Harm of Drugs of

Potential misuse," *The Lancet*, 369(9566), 2007, 1047~53면.

17) 「'3040' 신차 구입 줄어… 지난해 자동차 신규 등록 182만 대로 감소」, 『한국경제』 2017. 3. 27.

18) 「'미세먼지 주범' 경유 소비 35% 급증… 노인이 노인 돌보는 '老老케어' 확산」, 『한국경제』 2019. 12. 13.

19) 「금수강산은 옛말?… 韓 대기오염 OECD 최악·수자원도 부족」, 『연합뉴스』 2018. 1. 7.

20) D. Freeman, et al, "The effects of improving sleep on mental health (OASIS)," *The Lancet Psychiatry*, 4(10), 2017, 749~58면.

21) 「야간 '블루라이트'로 인한 수면장애는 커피 카페인의 2배」, 「MBC 뉴스」 2015. 10. 5.

22) 「최재천의 자연과 문화(512): 낮잠 예찬」, 『조선일보』 2019. 3. 12.

23) 「노인, 빨리 걸어야 오래 산다」, 『코메디닷컴』 2017. 11. 8.

Bieler, H. G. *Food Is Your Best Medicine Mass Market* (Reissue Ed.), New York: Ballantine Books Inc. 1987.

Chatterjee, R. *The Four Pillar Plan*, London: Penguin Life 2017.

_____, *The Stress Solution*, London: Penguin Books Ltd. 2018.

Cousin, P-J. *Food is Medicine* (2nd Ed.), London: Duncan Baird Publishers 2006.

Friedman, H. S. and L. R. Friedman, *The Longevity Project*, London: Hay House UK 2011.

Holford, P. and J. Burne, *Food Is Better Medicine Than Drugs* (New Ed.), Essex: Piatkus Books 2007.

Khalsa, M. D. *Food As Medicine*, New York: Atria Books 2004.

Mosely, M. *The Clever Guts Diet*, London: Short Books Ltd. 2018.

United States Public Health Service Office of the Surgeon General, *Reducing the Health Consequences of Smoking*, Washington, D. C.: United States Government Printing 1989.

WHO, *Global Status Report on Noncommunicable Diseases 2014*, Geneva: WHO Press 2014.

_____, *Ambient Air Pollution*, Geneva: WHO Press 2016.

_____, *Healthy Environments for Hhealthier Populations*, Geneva: WHO Press 2019.

현대인의 **튼튼백년**을 위한

건강 공부

초판 1쇄 발행/2020년 3월 20일
초판 2쇄 발행/2020년 6월 10일

지은이/엄융의
펴낸이/강일우
책임편집/곽주현
조판/박아경
펴낸곳/(주)창비
등록/1986년 8월 5일 제85호
주소/10881 경기도 파주시 회동길 184
전화/031-955-3333
팩시밀리/영업 031-955-3399 편집 031-955-3400
홈페이지/www.changbi.com
전자우편/nonfic@changbi.com

ⓒ 엄융의 2020
ISBN 978-89-364-7792-9 03510